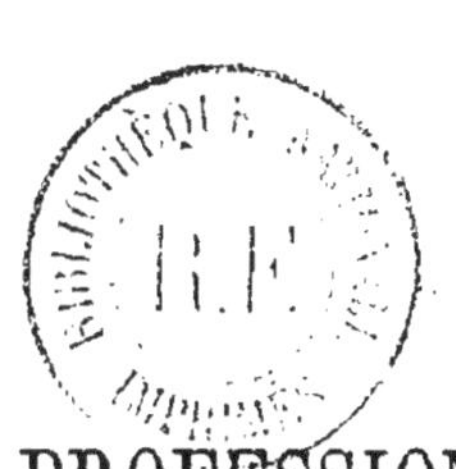

GUIDE

PROFESSIONNEL ET TECHNIQUE

GUIDE

Professionnel & Technique

A L'USAGE DES

MEMBRES DES SOCIÉTÉS D'ASSISTANCE

Aux Malades et Blessés

des Armées de Terre et de Mer

PAR

le Docteur SAGRANDI

MÉDECIN-MAJOR DE L'ARMÉE

avec 31 figures dans le texte

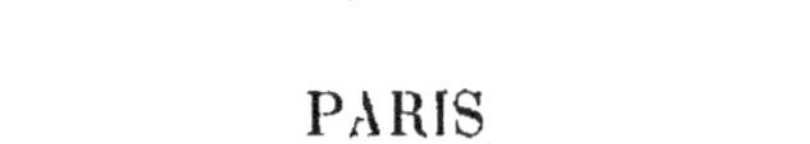

PARIS

A. MALOINE, ÉDITEUR

23-25, RUE DE L'ÉCOLE DE MÉDECINE, 23-25

1903

INTRODUCTION

Le décret du 19 octobre 1892 a reconnu d'utilité publique les trois Sociétés d'assistance, savoir : la Société française de secours aux blessés, l'Union des femmes de France, l'Association des dames françaises, et les a autorisées à prêter leur concours, en temps de guerre, au Service de santé des armées de terre et de mer, en les plaçant, pour l'accomplissement de leur mission, sous l'autorité du commandement et des Directeurs du service de santé.

Il ne nous appartient pas de faire l'éloge de ces Sociétés, dont le zèle et l'ardeur infatigables ont su les mettre à la hauteur du rôle qu'elles auront à remplir.

Nous avons la bonne fortune de posséder le texte du discours prononcé au mois de décembre 1902 par le général Faure-Biguet, Gouverneur de Paris, devant l'Assemblée générale de la Société des dames françaises, à la Sorbonne.

C'est pour nous un grand honneur de pouvoir en citer les principaux passages, car les belles paroles adressées aux Dames françaises élèvent le mérite de tous les membres des diverses Sociétés d'assistance.

« En consacrant vos efforts, Mesdames, au sou-
« lagement des misères et des douleurs qui sont
« les conséquences fatales de l'état de guerre, vous
« avez obéi à votre instinct de femmes, instinct qui
« vous pousse à vous dévouer pour ceux qui souf-
« frent. Vous avez compris qu'aujourd'hui vos fils,
« vos frères, vos maris, décidés à payer, sans comp-
« ter, le plus lourd, mais aussi le plus nécessaire
« et le plus noble des impôts, celui du sang, récla-
« maient votre chère présence et vous demandaient
« de les aider, de les secourir. Et, sans hésiter,
« vous vous êtes décidées à aller à eux, à vous sa-
« crifier, vous aussi, pour l'amour de la patrie.

« La patrie !... Ah ! pour l'aimer comme elle
« mérite de l'être, pour comprendre toute la ten-
« dresse qui est due à cette mère adorée, il ne faut
« pas connaître seulement ses gloires et ses
« triomphes, il faut aussi, et les hommes de ma
« génération ont ce triste privilège, l'avoir vue se
« débattre sanglante et mutilée sous l'étreinte de
« l'envahisseur. On sent bien alors que, pour elle,
« pour la sauver, on doit être prêt à tous les dévoue-
« ments, jusqu'au sacrifice suprême, celui de la
« vie. Car, s'il est vrai que la guerre est parfois

« impie, elle est sublime, au contraire, quand elle
« a pour but la défense du sol sacré de la patrie.
« C'est pour obéir à ces sentiments que le Gouver-
« nement de la République a eu pour objet cons-
« tant de ses efforts la réorganisation et le dévelop-
« pement de nos forces nationales. Pour l'armée
« les plus grands sacrifices ont été demandés au
« pays, mais ces sacrifices seraient insuffisants si
« l'initiative privée ne venait en aide au Gouver-
« nement pour l'organisation de certaines forma-
« tions, appelées à ne fonctionner que pendant la
« courte durée d'une guerre et dont la conservation,
« en temps de paix, serait trop onéreuse.

« Tel est le cas des formations sanitaires des ar-
« mées en campagne et telle est aussi la raison
« d'être des Sociétés de secours aux blessés.

« Ces Sociétés perfectionnent tous les jours leur
« organisation, et elles fondent des établissements
« hospitaliers, qui indiquent par la solidarité de
« leur construction, par leurs prévisions de l'ave-
« nir, qu'elles ont le sentiment de leur durée.

« Hélas ! oui, Mesdames, vous êtes appelées à du-
« rer, à durer très longtemps, probablement tou-
« jours, comme auxiliaires de notre Service de
« santé aux armées. Certes, un philosophe a bien
« le droit d'espérer que la guerre ne durera pas
« toujours et que les peuples seront assez sages
« pour vivre en bons frères. Mais ce n'est là qu'une
« espérance ; et même dussé-je vous paraître para-

« doxal, en raison de circonstances sur lesquelles
« je n'ai pas besoin d'insister pour être compris,
« il n'est pas à souhaiter que cette espérance de-
« vienne trop tôt pour nous une réalité. »

En raison du rôle important qu'auront à remplir les diverses Sociétés, nous avons pensé qu'il
serait utile de publier un « Guide professionnel et
technique » dans lequel seraient groupées, sous
forme concrète, les matières militaires et médicales, dont la connaissance nous a paru leur être
indispensable.

Nous avons divisé ce livre en deux parties :
« Instruction professionnelle » et « Instruction
technique ».

Les membres des Sociétés d'assistance pourront
trouver, dans la première partie, les renseignements
qui pourraient leur être utiles dans leurs relations
avec le monde militaire, et des notions résumées sur
le Service de santé en campagne et les Sociétés de
secours aux blessés : dans la deuxième partie nous
avons réuni, sous une forme aussi succincte que
possible, les notions médicales nécessaires aux
personnes appelées à donner des soins aux malades et aux blessés.

Nous avons pensé que le « Guide » ainsi compris
serait utile aux Sociétés d'assistance et apprécié
par elles.

Dr SAGRANDI,

Médecin-major de l'armée.

Guide professionnel et technique

PREMIÈRE PARTIE

CHAPITRE PREMIER

SOCIÉTÉS D'ASSISTANCE AUX BLESSÉS ET MALADES DES ARMÉES DE TERRE ET DE MER ; LEUR RÔLE EN TEMPS DE PAIX ET EN TEMPS DE GUERRE

Les trois sociétés d'assistance, reconnues d'utilité publique sont : La Société française de secours aux blessés militaires des armées de terre et de mer (Décret du 23 juin 1866), L'Union des femmes de France (Décret du 6 août 1882) et l'Association des dames françaises (Décret du 23 avril 1883).

Les autres associations qui pourraient se former dans ce but et ne seraient pas reconnues d'utilité publique, devront être rattachées à l'une des trois sociétés d'assistance déjà reconnues et soumises comme elles au règlement du 19 octobre 1892.

Chacune des trois sociétés a à sa tête un Président et un Conseil supérieur, qui délègue auprès du Ministre de la guerre un membre pour la représenter. Celui-ci délègue également un médecin militaire pour le représenter auprès d'elle.

Les deux commissaires civil et militaire forment une commission mixte, qui est chargée d'étudier toutes les questions intéressant le fonctionnement de chaque société et sa préparation au service de guerre : elle se réunit sur l'invitation du Ministre de la guerre et du Président de la Société.

Une organisation analogue existe dans chaque région de corps d'armée ; un délégué régional, choisi par le Conseil supérieur de la société, est accrédité par le Ministre de la guerre auprès du général commandant le corps d'armée et du directeur du service de santé.

Dans les 10e, 11e, 15e et 18e corps d'armées les délégués régionaux sont également accrédités auprès des vice-amiraux commandant en chef et des directeurs du service de santé de la Marine.

Les délégués régionaux organisent le fonctionnement de la société dans leur région et se procurent, dès le temps de paix, le personnel et le matériel ; ils rendent compte de leurs actions au Conseil supérieur de la Société, et au Directeur du service de santé de la région.

Cette organisation spéciale, par Société, est complétée par l'institution d'une Commission supérieure, composée de membres civils et militaires, et présidée par le Directeur du service de santé au Ministère de la guerre.

Font partie de cette Société.

Membres civils : Les Présidents et Présidentes des Sociétés d'assistance ou leurs délégués.

Les Commissaires civils des Sociétés d'assistance.

Membres militaires : Les commissaires militaires près les Sociétés d'assistance.

Le médecin principal chargé des magasins d'approvisionnements du service de santé ; un médecin représentant le Ministre de la marine.

Un officier d'administration du service de santé, secrétaire.

Cette Commission supérieure des Sociétés d'assistance est consultative : elle émet son avis sur les questions qui lui sont soumises par le Ministre de la guerre ou par les Sociétés.

Le rôle des Sociétés d'assistance consiste : 1° à créer dans les localités désignées par le Ministre de la guerre, sur la proposition des Directeurs du service de santé, des hôpitaux auxiliaires, destinés à recevoir les malades et blessés de l'armée, qui, faute de place, ne pourraient être admis dans les hôpitaux militaires ; 2° à mettre à la disposition du service de l'arrière, en campagne, des hôpitaux auxiliaires; 3° à faire parvenir aux destinations, indiquées par les Ministres de la guerre et de la marine, les dons qu'elles recueillent pour les malades et blessés.

La Société de secours aux blessés est, en outre, chargée du service des infirmeries de gare.

Les hôpitaux auxiliaires et infirmeries de gare, établis dans la zone de l'arrière des armées, sont placés sous l'autorité du chef de service de santé des étapes et du commandement particulier.

Le personnel des Sociétés d'assistance employé dans la zone de l'arrière des armées y est soumis aux lois et règlements militaires ; il est justiciable des tribunaux militaires par application des articles 62 et 75 du Code de justice militaire.

Dès le temps de paix, les Sociétés ont dans leurs diverses

localités, désignées par le Ministre de la guerre, recruté le personnel nécessaire et amassé tout le matériel et objets de pansement dont pourraient avoir besoin les malades qui leur seraient confiés. Le matériel, placé dans des locaux spéciaux, est surveillé par un délégué et un médecin de la Société. Une fois par an, un médecin militaire est chargé par le Ministre de la guerre d'inspecter les approvisionnements.

Nul ne peut être employé par les Sociétés d'assistance s'il n'est Français ou naturalisé Français, et s'il n'a satisfait à toutes les obligations de la loi sur le recrutement de l'armée.

Néanmoins, les hommes faisant partie de la réserve de l'armée territoriale, ou classés dans les services auxiliaires, et appartenant à l'armée territoriale ou à sa réserve, peuvent, à titre tout à fait exceptionnel, sur des autorisations nominatives données par les généraux commandant les corps d'armée, par délégation du Ministre de la guerre, et dans une proportion fixée par lui, être admis, dès le temps de paix, à faire partie du personnel des Sociétés d'assistance. Ces autorisations seront valables, même en cas d'appel sous les drapeaux de la classe à laquelle ces hommes appartiennent.

La nomination des médecins devra être agréée par le Ministre de la guerre.

Les docteurs en médecine, officiers de santé et pharmaciens ne peuvent être autorisés à faire partie du personnel des Sociétés, que s'ils ont été classés dans les services auxiliaires, ou bien s'ils n'appartiennent plus, par leur âge, à la réserve de l'armée active ou de l'armée territoriale.

Le personnel des Sociétés d'assistance employé dans les infirmeries de gare et dans les hôpitaux auxiliaires de campagne est autorisé à porter un uniforme, proposé par les Sociétés et approuvé par le Ministre de la guerre.

Le personnel masculin est en outre autorisé à porter le brassard de neutralité institué, par l'article 7 de la Convention de Genève. Les brassards sont revêtus du cachet du Ministre de la guerre, d'un numéro d'ordre et d'une lettre spéciale à chaque Société.

Les brassards sont fournis, contre remboursement, aux Sociétés par le service de santé militaire.

Il est délivré en même temps une carte nominative, qui porte le même numéro que le brassard, et qui est signée par le délégué régional et le Directeur du service de santé du corps d'armée.

Le porteur du brassard doit toujours être muni de la carte correspondante.

Les établissements créés par les Sociétés d'assistance demeurent placés, pour le contrôle, la discipline et l'hygiène sous l'autorité du commandement local, du Directeur du service de santé ou du médecin-chef du ressort.

Les employés comptables de ces établissements ont les mêmes attributions, en ce qui concerne les décès, par exemple, que les officiers d'administration des hôpitaux militaires.

Les Sociétés d'assistance procèdent à leurs frais à l'inhumation des décédés, et à la célébration du service mortuaire.

Le service de santé militaire alloue aux Sociétés d'assistance :

1° Une indemnité fixe de un franc pour chaque journée de malade traité dans leurs établissements. Cette indemnité n'est pas due pour les journées de sortie par guérison ou évacuation ; elle sera allouée pour la journée du décès.

2° Une indemnité fixe de 0,25 pour chaque repas distribué par une infirmerie de gare aux malades de passage et au personnel qui les accompagne.

Les règlements sur le service de santé de l'armée déterminent le fonctionnement et l'administration des formations sanitaires fournies par les Sociétés d'assistance.

CHAPITRE II

Les lois du 16 mars 1882 et du 1er juillet 1889 ont consacré l'autonomie du Corps de santé militaire, qui antérieurement faisait partie des services administratifs et dépendait de l'Intendance militaire.

Actuellement le Service dé santé s'administre lui-même sous la haute autorité du commandement.

Le Corps de santé militaire comprend les médecins et pharmaciens militaires, qui ont la correspondance de grades.

Nous donnons dans le tableau ci-contre la hiérarchie, la correspondance de grades, les insignes, le nombre et le mode d'appellation qu'on emploie quand on écrit ou quand on s'adresse à un officier du Corps de santé militaire.

Tableau I. — Médecins

Grades	Correspondance de grade	Insignes	Nombre	Mode d'appellation
Médecin inspecteur général	Général de division	képi brodé sur velours (petite tenue)	1	M. Le Médecin Inspecteur Général
Médecin inspecteur	Général de brigade	id.	11	M. Le Médecin Inspecteur
Médecin principal de 1re classe	Colonel	5 galons en or sur la manche et le képi	45	M. Le Médecin Principal
Médecin principal de 2e classe	Lieutenant-Colonel	5 galons dont 2 en argent et 3 en or	60	M. Le Médecin Principal
Médecin-Major de 1re classe	Commandant	4 galons en or	340	M. Le Médecin Major
Médecin-Major de 2e classe	Capitaine	3 galons en or	510	M. Le Médecin Major
Médecin Aide-Major de 1re classe	Lieutenant	2 galons en or	406	M. Le Médecin Aide-Major
Médecin Aide-Major de 2e classe	Sous-Lieutenant	1 galon en or	100	M. Le Médecin Aide-Major
Médecin auxiliaire	Adjudant (sous-officier)	galon d'adjudant	Le nombre n'est pas limité	M. L'Adjudant

(colonne verticale : Dolman à parements et collet en velours cramoisi)

Tableau II. — Pharmaciens

Grades	Correspondance de grade	Insignes	Nombre	Mode d'appellation
Pharmacien Inspecteur	Général de brigade	képi brodé sur velours (petite tenue)	1	M. Le Pharmacien Inspecteur
Pharmacien principal de 1re classe	Colonel	5 galons en or	4	M. Le Pharmacien Principal
Pharmacien principal de 2e classe	Lieutenant-Colonel	5 galons dont 2 en argent et 3 en or	5	M. Le Pharmacien Principal
Pharmacien Major de 1re classe	Commandant	4 galons en or	30	M. Le Pharmacien Major
Pharmacien Major de 2e classe	Capitaine	3 galons en or	45	M. Le Pharmacien Major
Pharmacien Aide-Major de 1re classe	Lieutenant	2 galons en or	20	M. Le Pharmacien Aide-Major
Pharmacien Aide-Major de 2e classe	Sous-Lieutenant	1 galon en or	10	M. Le Pharmacien Aide-Major

(colonne verticale : Dolman à parements et collet en velours vert)

Les officiers d'administration du service des Hôpitaux militaires ont également la correspondance du
grade, mais ils forment un Corps distinct qui a une hiérarchie propre (loi du 28 avril 1900).

Vingt-cinq sections d'infirmiers militaires assurent le
service dans les Directions et les Hôpitaux militaires.
Le Commandement de chaque section est exercé par un
officier d'administration, sous l'autorité supérieure d'un
médecin-chef, qui a les attributions d'un chef de corps.

Tableau III. — Officiers d'administration des Hôpitaux militaires

Grade	Correspondance de grade	Insignes	Nombre	Mode d'appellation
Officier d'administration principal	Commandant	Caducée au képi et au collet (4 galons or)	18	Monsieur l'Officier Principal
Officier d'administration de 1re classe	Capitaine	3 ga'ons or	140	Monsieur l'Officier
Officier d'administration de 2e classe	Lieutenant	2 galons or	171	Monsieur l'Officier
Officier d'administration de 3e classe	Sous-Lieutenant	1 galon en or	28	Monsieur l'Officier

Le service de santé de l'armée a pour objet l'étude et
l'application des règles de l'hygiène à la santé des
troupes et le traitement des militaires malades ou
blessés.

Il possède une Direction centrale au ministère de la
guerre et des Directions dans chaque corps d'armée,

1*

ou Gouvernement militaire, confiées à un Médecin-Inspecteur ou un Médecin-Principal de 1re classe qui exerce ses fonctions sous l'autorité du Général commandant le corps d'armée.

Les médecins militaires à la tête des Hôpitaux militaires ou des formations sanitaires prennent le titre de Médecin-Chef; ils exercent, outre les attributions techniques, l'autorité administrative et disciplinaire d'un chef de corps.

Dans les corps de troupe le médecin militaire le plus élevé en grade est chef de service, il s'occupe de tout ce qui intéresse la santé du corps de troupe sous l'autorité du chef de corps.

CHAPITRE III

HIÉRARCHIE MILITAIRE. — DU COMMANDEMENT DES ARMÉES EN CAMPAGNE. — ZONE DE L'AVANT ET ZONE DE L'ARRIÈRE

La hiérarchie militaire comprend les grades ci-après :

Grades		Insignes	Mode d'appellation
Officiers généraux	Général de division	képi brodé	Mon général
	Général de brigade	id.	id.
Officiers supérieurs	Colonel	5 galons en or	Mon Colonel
	Lieutenant-Colonel	5 galons (3 en or 2 en argent	id.
	Chef de bataillon Chef d'Escadrons Major	4 galons en or ou en argent	Mon Commandant id.
Officiers subalternes	Capitaine	3 galons or ou argent	Mon Capitaine
	Lieutenant	2 galons or ou argent	Mon Lieutenant
	Sous-Lieutenant	1 galon or ou argent	Mon Lieutenant
Sous-Officiers	Adjudant et Sergent		Monsieur l'Adjudant. Sergent
	Maréchal des logis		Maréchal des Logis
	Caporal ou Brigadier		Caporal ou Brigadier

La dignité de Maréchal de France peut être conférée par une loi.

Formation des armées; du commandement.

La réunion de plusieurs corps d'armée sous un seul chef forme une armée : plusieurs armées peuvent être réunies sous un commandement unique, elles forment un groupe d'armées.

A chaque armée est attachée une direction des étapes. A chaque groupe d'armées une direction générale des chemins de fer et des étapes.

Le Commandant de plusieurs armées réunies est un Maréchal de France ou un Général de division.

Il prend le titre de « Commandant en chef ». Il reçoit du Président de la République une Commission temporaire.

Le commandant d'une armée est un Maréchal de France, ou un Général de division qui prend le titre de « Commandant d'armée », il reçoit du Président de la République une Commission temporaire.

Si l'armée opère isolément, son commandant prend le titre de « Commandant en chef ».

Un Etat-Major est placé auprès du Commandant en chef et du Commandant d'armée.

L'Etat-Major d'un groupe d'armées est désigné sous le nom de « Grand Etat-Major général ».

Son chef a le titre de « Major général », il a sous ses ordres des officiers généraux qui portent le titre « d'aides-Majors généraux ».

L'Etat-Major d'une armée est désigné sous le nom « d'Etat-Major général » et son chef porte le titre de « Chef d'Etat-Major général ».

La réunion de l'Etat-Major et des personnels divers qui sont attachés à un même commandement forme le « Quartier général »

Les différents services d'une armée comprennent, en général, deux échelons; l'un à la disposition immédiate des corps d'armée, l'autre subordonné à la direction des étapes. Ces deux échelons constituent les services de l'avant et de l'arrière.

Le règlement du 20 novembre 1889 sur le service des étapes, distingue :

1° La zone de combat ou de l'avant dépendant du Commandant en chef ou des Commandants d'armées (service de l'avant).

2° La zone de l'arrière, des transports, des ravitaillements, des évacuations sous l'autorité du Directeur général des chemins de fer et des étapes (service de l'arrière).

3° Le service du territoire qui relève du Ministre de la guerre est séparé de la zone de l'arrière par la base d'opérations.

Dès l'annonce officielle de la mobilisation, l'exploitation des lignes de chemins de fer passe sous la direction des sections techniques des chemins de fer : le service dans toutes les gares est organisé militairement.

Les troupes sont transportées par voie ferrée jusqu'à un point extrême appelé « Station tête d'étapes de guerre ».

De là, elles vont au devant de l'ennemi par étapes, elles rencontrent sur leurs routes des gîtes d'étapes : la dernière des étapes rencontrées par les troupes, avant que celles-ci n'arrivent sur le terrain de combat, s'appelle « Station tête d'étapes de route ».

Le Directeur général des chemins de fer et des étapes a la haute direction de tous les services compris depuis la base d'opération jusqu'à la station tête d'étapes de route. Il a sous ses ordres le Directeur des étapes, qui a la direction spéciale des services entre les stations « tête d'étapes de guerre » et tête d'étapes de route, les commissaires de gare, les commandants d'étapes.

Le service des étapes est organisé par armée ; auprès de chaque Directeur des étapes sont installés un Etat-Major et des chefs des différents services.

CROQUIS D'ENSEMBLE DU SERVICE DE SANTÉ EN CAMPAGNE

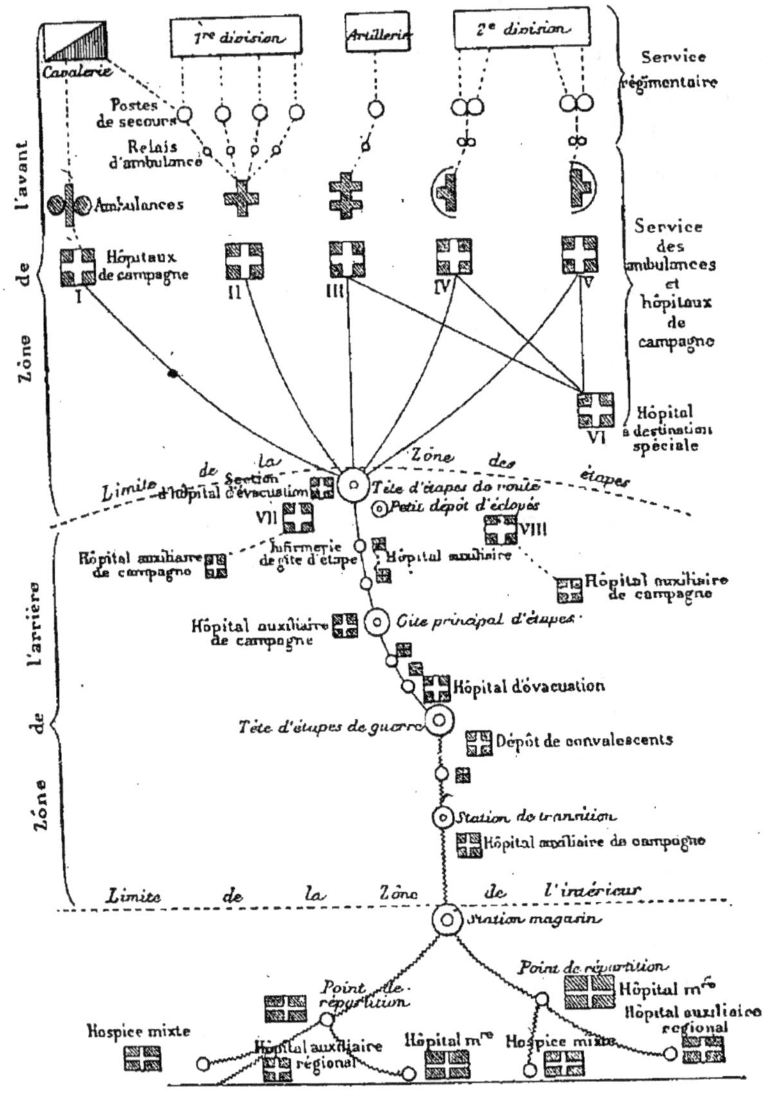

CHAPITRE IV

HISTORIQUE DE LA CONVENTION INTERNATIONALE RELATIVE AUX
BLESSÉS DES ARMÉES DE TERRE ET DE MER. — CONVENTION
DE GENÈVE.

Iº **Historique de la Convention internationale relative aux blessés des armées de terre et de mer (1).**

La croix rouge est le symbole de la Convention de Genève.

Ce serait une erreur de croire que l'époque contemporaine a eu l'initiative de la pensée humanitaire de s'intéresser au sort des blessés sur le champ de bataille, et à celui de toutes les victimes de la guerre.

Dès la fin du xvie siècle, nous voyons apparaître des traités, des conventions entre belligérants ayant le même but philanthropique, poursuivi de nos jours par la Convention internationale de Genève ; Gurlt n'a pas relevé moins de 291 de ces actes dont quelques-uns moins restrictifs, plus libéraux, plus justes et plus pratiques auraient pu servir de modèle aux rédacteurs de la Convention précitée.

Il suffira de rappeler la Convention d'Aschaffenberg, passée le 27 juin 1743, après la bataille de Dettinger,

___

(1) A. Petit et L. Collin.

entre le comte de Stair, Général en chef de la Pragma-
tique-Sanction et le comte de Noailles ; la Convention de
Brandebourg, passée le 7 septembre 1759, entre Frédéric
le Grand et Louis XV ; la Convention de Lluys (1759),
entre la France et l'Angleterre : le projet inutile de
contrat rédigé par Percy, et soumis à Moreau en 1800
pour être proposé au général Kray.

Malgré les guerres nombreuses, qui signalèrent la première moitié du xixe siècle, rien ne fut tenté pour
étendre un système de protection sur les victimes de la
guerre.

C'est à peine si le traité de Paris de 1856, en fixant le
droit maritime, et en abolissant la course, diminue, en
partie, les excès inhérents aux luttes internationales, et
il faut arriver en 1861 pour entendre la voix de Palasciano, à Naples, et celle d'Henri Arrault, en France,
plaider la cause des victimes de la guerre. Le mémoire de
Palasciano constitue l'acte de la naissance de la Convention de Genève. Mais en 1862 la brochure d'Henri Du-
nant, de Genève (*Un souvenir de Solférino*) a un tel
retentissement, que l'opinion publique se passionne pour
la cause qu'il défend, et que celle-ci peut être d'avance
considérée comme gagnée.

La Société genevoise d'utilité publique s'empare de la
question, dès le mois de février 1863, et émet en décembre ses premiers vœux. Le 8 août 1864, seize Etats
représentés à Genève se mettent à l'œuvre, sous la présidence du général Dufour, et le 22 du même mois la Convention, comprenant 10 articles, est signée. Le 20 octobre 1868 parurent les articles additionnels.

II° Convention de Genève.

Convention du 22 août 1864 pour l'amélioration du sort des militaires blessés dans les armées de campagne.

Article 1er.

Les ambulances et les hôpitaux militaires seront reconnus neutres, et, comme tels, protégés et respectés par les belligérants aussi longtemps qu'il s'y trouvera des malades et des blessés.

La neutralité cesserait si ces ambulances ou ces hôpitaux étaient gardés par une force militaire (voir l'article additionnel 3).

Article 2.

Le personnel des hôpitaux et des ambulances comprenant l'intendance, les services de santé, d'administration, de transport de blessés, ainsi que les aumôniers, participera au bénéfice de la neutralité lorsqu'il fonctionnera et tant qu'il restera des blessés à relever ou à secourir.

Article 3.

Les personnes désignées dans l'article précédent pourront même, après l'occupation par l'ennemi, continuer à remplir leurs fonctions dans l'hôpital ou l'ambulance qu'elles desservent, ou se retirer pour rejoindre le corps auquel elles appartiennent.

Dans ces circonstances, lorsque ces personnes cesseront leurs fonctions, elles seront remises aux avant-postes ennemis par les soins de l'armée occupante (voir les articles additionnels 1er et 2e).

Article 4.

Le matériel des hôpitaux militaires demeurant soumis aux lois de la guerre, les personnes attachées à ces hôpitaux ne pourront, en se retirant, emporter que les objets qui sont leur propriété particulière.

Dans les mêmes circonstances, au contraire, l'ambulance conservera son matériel. (Voir l'article additionnel 3).

Article 5.

Les habitants du pays, qui porteront secours aux blessés, seront respectés et demeureront libres.

Les généraux des puissances belligérantes auront pour mission de prévenir les habitants de l'appel fait à leur humanité et de la neutralité qui en sera la conséquence.

Tout blessé recueilli et soigné dans une maison y servira de sauvegarde.

L'habitant, qui aura recueilli chez lui des blessés, sera dispensé du logement des troupes ainsi que d'une partie des contributions de guerre qui seraient imposées. (Voir l'article additionnel 4).

Article 6.

Les militaires blessés ou malades seront recueillis et soignés, à quelque nation qu'ils appartiendront.

Les commandants en chef auront la faculté de remettre immédiatement aux avant-postes ennemis les militaires blessés pendant le combat, lorsque les circonstances le permettront et du consentement des deux partis.

Seront renvoyés dans leur pays ceux qui, après guérison, seront reconnus incapables de servir.

Les autres pourront être également renvoyés, à la condition de ne pas reprendre les armes pendant la durée de la guerre.

Les évacuations, avec le personnel qui les dirige, seront couvertes par une neutralité absolue. (Voir l'article additionnel 5).

Article 7.

Un drapeau distinctif et uniforme sera adopté pour les hôpitaux, les ambulances, et les évacuations.

Il devra être, en toute circonstance, accompagné du drapeau national.

Un brassard sera également admis pour le personnel neutralisé, mais la délivrance en sera laissée à l'autorité militaire.

Le drapeau et le brassard porteront croix rouge sur fond blanc.

Article 8.

Les détails d'exécution de la présente convention seront réglés par les commandants en chef des armées belligérantes, d'après les instructions de leurs gouvernements respectifs, et conformément aux principes généraux énoncés dans cette convention.

Article 9.

Les hautes puissances contractantes sont convenues de communiquer la présente convention aux gouvernements qui n'ont pu envoyer des plénipotentiaires à la conférence internationale de Genève, en les invitant à y accéder ; le protocole est à cet effet laissé ouvert.

Article 10.

La présente convention sera ratifiée, et les ratifications en seront échangées à Berne, dans l'espace de quatre mois ou plus tôt si faire se peut.

En foi de quoi, les plénipotentiaires respectifs l'ont signée et y ont apposé le cachet de leurs armes.

Fait à Genève le vingt-deuxième jour du mois d'août de l'an mil huit cent soixante-quatre.

Articles additionnels du 20 octobre 1868.

Article additionnel I.

Le personnel désigné dans l'article 2 de la convention continuera, après l'occupation par l'ennemi, à donner, dans la mesure des besoins, ses soins aux malades et aux blessés de l'ambulance ou de l'hôpital qu'il dessert.

Lorsqu'il demandera à se retirer, le commandant des troupes occupantes fixera le moment de ce départ, qu'il ne pourra toutefois différer que pour une courte durée, en cas de nécessités militaires.

Article additionnel II.

Des dispositions devront être prises par les puissances belligérantes pour assurer au personnel neutralisé, tombé entre les mains de l'armée ennemie, la jouissance intégrale de son traitement.

Article additionnel III.

Dans les conditions, prévues par les articles 1 et 4 de la convention, la dénomination d'ambulance s'applique aux hôpitaux de campagne et autres établissements temporaires qui suivent les troupes sur les champs de bataille pour y recevoir des malades et des blessés.

Article additionnel IV.

Conformément à l'esprit de l'article 5 de la convention
et aux réserves mentionnées au protocole de 1864, il est
expliqué que pour la répartition des charges relatives au
logement des troupes et aux conditions de guerre, il ne
sera tenu compte que dans la mesure de l'équité du zèle
charitable déployé par les habitants.

Article additionnel V.

Par extension de l'article 6 de la convention, il est
stipulé que, sous la réserve des officiers dont la possession importerait au sort des armes, et dans les limites
fixées par le deuxième paragraphe de cet article, les
blessés tombés entre les mains de l'ennemi, lors même
qu'ils ne seraient pas reconnus incapables de servir, devront être renvoyés dans leur pays après leur guérison,
ou plus tôt si faire se peut, à la condition toutefois de ne
pas reprendre les armes pendant la durée de la guerre.

CHAPITRE V

Le service de santé en campagne a pour objet la prévision, la préparation et l'exécution des mesures
d'hygiène, destinées à assurer le bon état des troupes et
les soins à donner aux malades et blessés.

Il se divise en service de l'avant et service de l'arrière.

Le premier comprend les formations sanitaires qui
marchent avec les corps d'armée : le second comprend
toutes les formations sanitaires qui font partie des
armées, mais ne suivent pas les corps d'armées ; elles
relèvent du Directeur des étapes, subordonné, lui-même,
au Directeur des chemins de fer et des étapes et au chef
d'Etat-major général.

Iº Service de l'avant.

Le service de l'avant se divise en trois échelons :
1º Le service régimentaire destiné à donner les premiers
secours. Le médecin chef de service dirige le service sanitaire, sous l'autorité du chef de corps, il a sous ses
ordres deux ou trois médecins, des infirmiers et des

(1) *Règlement sur le service de santé en campagne.*

brancardiers régimentaires ; ces derniers sont armés, portent un brassard distinctif (gris bleuté avec croix de Saint-André blanche) mais ne sont pas neutralisés par la convention de Genève.

Le médecin chef de service assure l'application des mesures d'hygiène prescrites ; il organise le fonctionnement des postes de secours, qui ne doivent être installés que lorsque le mouvement des troupes en avant est arrêté.

Ils devront s'organiser à l'abri des vues, autant que possible derrière un obstacle naturel, assez élevé pour garantir des balles, des obus fusants.

Les brancardiers, munis du matériel et des objets de pansement nécessaires, dressés aussi à parer à certaines difficultés, en improvisant des appareils pour l'hémostase et l'immobilisation des fractures, partent à la recherche des malades et blessés et les portent aux postes de secours, sur des brancards ou à bras d'hommes ; de là, les malades et les blessés sont évacués sur les ambulances avec des fiches de diagnostic, rouges (évacuables) ou blanches (non évacuables).

2° Les ambulances destinées à compléter l'action du service régimentaire et à donner les soins nécessaires aux malades et blessés pour qu'ils puissent être évacués promptement.

Chaque corps d'armée possède une ambulance par division d'infanterie : une ambulance de cavalerie, une ambulance de quartier général, destinée aux troupes, non endivisionnées, et formant la réserve du corps d'armée : Cette ambulance comprend une réserve de médicaments, d'objets de pansement et de matériel pour assurer le réapprovisionnement des corps de troupe.

Chaque division de cavalerie indépendante possède une ambulance.

Les médecins-chefs doivent rechercher, pour l'installation des ambulances, les habitations en maçonnerie ; à défaut, ils doivent les placer à l'abri des vues de l'ennemi, derrière un obstacle naturel.

Les brancardiers des ambulances reçoivent des brancardiers régimentaires les malades et les blessés.

Comme au poste de secours, les médecins des ambulances ne doivent pratiquer que les opérations d'urgence.

Ils doivent refaire et compléter les pansements, appliquer des appareils et évacuer au plus vite les malades sur les hôpitaux de campagne pour éviter l'encombrement.

Les blessés, reçus à l'ambulance, sont divisés en trois catégories.

1° Blessés, légèrement atteints, et pouvant suivre l'ambulance en attendant qu'ils rejoignent leurs corps.

2° Blessés graves, mais transportables.

3° Blessés intransportables, qui devront être confiés à l'hôpital de campagne qui relèvera l'ambulance.

Pour les moyens de transport, l'ambulance en a de normaux : lorsqu'ils deviennent insuffisants, le médecin divisionnaire a recours à la réquisition.

Les brancardiers sont instruits en vue de l'aménagement des voitures de réquisition, pour le transport des blessés ; on doit rechercher, autant que possible, pour éviter aux hommes transportés, les douleurs provenant des cahots, des moyens de suspension improvisés.

Le moyen, le plus rapidement improvisé, consiste à interposer sous les hampes du brancard, soit des botillons de paille ou de foin, soit des fagots de branchage.

On peut organiser aussi la suspension au moyen de cordes longitudinales et transversales attachées solidement aux ridelles.

3° *Hôpitaux de campagne*. Ils sont destinés à relever

les ambulances dans la soirée, ou, au plus tard, dès le lendemain du combat : à continuer les évacuations, à traiter sur place les malades et blessés, non évacuables, et à renforcer éventuellement l'action des ambulances sur le champ de bataille.

Les hôpitaux de campagne portent un numéro formant une série distincte pour chaque corps d'armée ; leur nombre est fixé par le Ministre de la guerre, il est prévu qu'il sera attribué huit hôpitaux de campagne par corps d'armée.

Les hôpitaux de campagne ne possèdent pas des moyens spéciaux de transport ; le médecin-chef doit recourir à la réquisition.

Le directeur du service de santé du corps d'armée affecte aux hôpitaux de campagne un endroit situé à des entre-croisements de routes, près d'une voix ferrée, ou navigable, pour la facilité des évacuations. Le médecin-chef réquisitionne pour l'installation, autant que possible, les établissements du pays, il affecte les locaux aux diverses catégories des malades et aux services généraux. Dès que l'installation est achevée il fait placer les fanions et les lanternes. Il fait réquisitionner tout ce qui est nécessaire au fonctionnement de son hôpital. En cas d'insuffisance des locaux, il fait installer des tentes ou des baraques, qui font partie de son matériel.

Les malades atteints de maladies contagieuses sont isolés.

Le médecin-chef prend ses dispositions pour évacuer, le plus vite possible, ses malades et blessés, de façon à pouvoir suivre, sans perdre de vue, les troupes du corps d'armée et être en relations avec les ambulances et les postes de secours.

En cas de mouvement précipité des troupes, il libère une section de son hôpital, qui a pour mission de ne pas perdre le contact avec les deux premiers échelons sanitaires.

Dans la zone de l'avant le service de santé est dirigé, sous l'autorité du commandement, de la façon suivante.

a. Dans une armée, par un Médecin-Inspecteur qui prend le titre de « Directeur du service de santé de l'armée» et centralise, sous l'autorité du Général en chef, l'ensemble du service sanitaire de cette armée, y compris celui de la zone des étapes.

b. Dans un corps d'armée, par un Médecin-Inspecteur ou un Médecin principal de 1ᵉ classe, qui prend le titre de « Directeur du service de santé du corps d'armée ». Il surveille et dirige le service dans tout le corps d'armée, sous l'autorité du Général commandant le corps d'armée. Sa tâche principale consiste à assurer le fonctionnement régulier du service de santé de première ligne et à activer les évacuations du champ de bataille : il prescrit aux médecins sous ses ordres les mesures d'hygiène et de prophylaxie, ordonnées en raison de la topographie médicale du pays traversé ou occupé, de la température, de la saison, de la nature des eaux ou d'autres circonstances spéciales, pouvant influencer l'état sanitaire du corps d'armée.

Il prend des mesures pour assurer l'évacuation journalière des malades.

c. Dans une division par un Médecin-Principal de 1ᵉ ou de 2ᵉ classe qui prend le titre de Médecin Divisionnaire, et a dans ses attributions le fonctionnement du service, dans les corps de troupe, dans l'ambulance divisionnaire et éventuellement dans les hôpitaux de campagne mis à sa disposition ; il doit surveiller l'inhumation des morts et l'assainissement du champ de bataille.

d. Dans une ambulance par un Médecin-major de

1re ou de 2e classe qui prend le titre de Médecin-chef de l'ambulance et a les attributions et les devoirs généraux d'un chef de corps.

Il assure la répartition du personnel, le traitement des malades et des blessés, il veille à ce que tous les approvisionnements soient toujours en bon état et en quantité suffisante, il les fait compléter, soit par des demandes adressées au directeur, soit par des achats ou des réquisitions. Il reçoit les testaments des malades.

e. Dans un corps de troupe, par un médecin-major de 1re ou de 2e classe qui prend le titre de Médecin chef de service du régiment ou du bataillon ; il reçoit les instructions du médecin divisionnaire et assure le service sous l'autorité du chef de corps.

Il inscrit sur le certificat d'origine le diagnostic, aussi précis que possible, des blessures constatées.

II° Service de l'arrière.

Les formations sanitaires de l'arrière constituent deux groupes, destinés :

Le premier à l'hospitalisation sur place ; le second à l'évacuation et au réapprovisonnement.

I. *Le premier groupe comprend :*

a. Les hôpitaux de campagne temporairement immobilisés dans la zone de l'arrière pour traiter sur place les malades et blessés qui ne peuvent être transportés ; ces hôpitaux fonctionnent sur place, soit jusqu'à leur relèvement, soit jusqu'au moment où les malades qui y sont traités sont guéris ou évacués sur d'autres établissements.

b. Les hôpitaux et hospices permanents qui se trouvent près des lignes de concentration ou sur les territoires occupés.

c. Les hôpitaux auxiliaires créés par les Sociétés d'assistance aux blessés et malades militaires.

d. Les hôpitaux à destination spéciale destinés à isoler et à traiter, jusqu'à guérison, les hommes atteints de maladies épidémiques ou contagieuses : on doit désigner les hôpitaux du territoire ou les hôpitaux auxiliaires et, à leur défaut seulement, les hôpitaux de campagne. Ces établissements sont signalés par un fanion jaune ; leurs abords sont interdits à la troupe, ainsi qu'à toute personne étrangère au service.

Les malades reçus dans ces hôpitaux ne sont jamais évacués sur une autre formation sanitaire.

Lorsque la fermeture de ces hôpitaux est ordonnée, le personnel et le matériel, ainsi que la literie, les effets, les baraques et les tentes sont toujours soumis à des mesures de désinfection ou de police sanitaire. La paille et les abris légers sont détruits par le feu. Il en est de même, au besoin, des effets et de la literie.

Ces prescriptions ne doivent être éludées sous aucun prétexte. Le Médecin-chef demeure responsable de leur exécution immédiate.

Les établissements du 1er groupe relèvent du commandement d'étapes le plus voisin.

II. *Le second groupe comprend :*

a. Les hôpitaux d'évacuation, placés à chaque tête d'étapes de route et à chaque station tête d'étapes de guerre, reçoivent les hommes désignés pour être évacués ; les malades y sont triés, classés par catégories et soignés jusqu'au moment de la mise en route.

A chacun de ces hôpitaux sont rattachés le personnel et le matériel nécessaires pour le service des trains sanitaires improvisés, ainsi que le matériel destiné aux évacuations par route.

Lorsque, par suite des nécessités de la guerre, des

blessés sont dirigés sur un point plus en avant.ou en arrière, le Médecin-chef y transporte immédiatement une section de son hôpital.

Le fonctionnement d'un hôpital d'évacuation nécessite des locaux spéciaux, pris, en général, au voisinage de la gare. Lorsqu'on prévoit un stationnement prolongé, le Médecin-chef provoque l'envoi d'un nombre suffisant de tentes ou de baraques, ou même la construction de baraquements.

Les malades et blessés réunis à l'hôpital d'évacuation sont aussitôt visités, et, suivant leur état, désignés définitivement pour être dirigés vers l'intérieur ou maintenus, soit dans un hôpital du pays occupé, soit dans un dépôt de convalescents.

Le Médecin-chef de l'hôpital d'évacuation mentionne sur son rapport journalier le nombre des hommes à évacuer, classés par catégories. Le chef du service de santé des étapes provoque les ordres nécessaires pour l'organisation des trains et convois d'évacuation.

Les malades destinés à être évacués par les voies ferrées sont classés en trois catégories :

1° Malades et blessés ne pouvant être transportés que dans les trains sanitaires permanents.

2° Malades et blessés pouvant être transportés dans les trains sanitaires improvisés.

3° Malades et blessés pouvant être transportés dans les trains ordinaires ; des voitures à voyageurs leur sont réservées.

Pour les hommes atteints de maladies contagieuses et dirigés vers les hôpitaux spéciaux, des mesures spéciales sont prescrites par le Médecin-chef.

b. Les infirmeries de gare et les infirmeries de gîtes d'étapes, sont établies sur le parcours des lignes d'évacuation ; elles fournissent la nourriture, les soins et les médicaments aux blessés et malades de passage, recueillent, au besoin, ceux qui ne peuvent pas continuer leur route et assurent leur transport dans un hôpital voisin.

Les infirmeries de gare sont établies dans les gares et les bifurcations importantes ; elles sont, en général, desservies par la Société française de secours aux blessés.

Lorsqu'elles sont gérées directement par le service de santé militaire, elles fonctionnent comme annexes d'un hôpital militaire.

Elles sont organisées dans la zone de l'arrière sur l'ordre du directeur des chemins de fer et dans la zone de l'Intérieur sur l'ordre du Ministre de la guerre.

Elles relèvent du commissaire militaire pour tout ce qui concerne la discipline et du chef du service de santé des étapes pour tout ce qui concerne l'exécution du service.

Les infirmeries de gîtes d'étapes sont organisées au moyen des ressources locales par le Commandant d'étapes.

c. Les dépôts de convalescents et dépôts d'éclopés ont pour but d'éviter l'évacuation à grande distance, ou le maintien, dans les hôpitaux, des militaires qui sont capables de reprendre leur service après quelques jours de repos ou de traitement. Ils sont organisés par le Directeur des étapes.

d. Transports d'évacuation.

1° *Par chemins de fer*.

Trains sanitaires permanents, ils sont composés de voitures spécialement construites ou aménagées pour le transport des malades et blessés grièvement atteints. Ils sont organisés dès le temps de paix : ils constituent de véritables hôpitaux roulants ; le service médical y est assuré, l'alimentation est préparée dans le train lui-même.

Chaque train permanent comprend 23 voitures dont 16 pour les malades. La suspension des wagons a été combinée de manière à donner aux ressorts de suspension la plus grande douceur.

La ventilation, l'éclairage et le chauffage sont bien organisés.

Les wagons pour blessés sont aménagés de manière à recevoir chacun huit lits-brancards (seize dans les wagons P. L. M.) installés sur deux étages suffisamment espacés, dans le sens vertical, pour permettre au blessé de se mettre sur son séant et au médecin de pratiquer les pansements.

Trains sanitaires improvisés, ils se composent de 40 voitures de marchandises couvertes des compagnies de chemins de fer, qui reçoivent, au moment du besoin, par les soins des hôpitaux d'évacuation, un aménagement temporaire facile à placer et à enlever.

Les aménagements pour coucher les malades sont réunis à l'avance ; on emploie, à cet effet, les brancards ordinaires munis de paillasses ou de matelas et disposés sur les appareils de suspension, système Bry-Ameline et système Béchot-Desprez–Ameline.

L'alimentation en cours de route est assurée par les infirmeries de gare.

L'exécution du service est confiée à un personnel fourni par l'hôpital d'évacuation ou par la Société de secours aux blessés.

Avant l'installation des malades, les wagons sont d'abord balayés et lavés à grande eau à l'intérieur et à l'extérieur ; on procède ensuite, si les circonstances le permettent, à une désinfection sommaire.

La préparation d'un train sanitaire improvisé, par

le personnel réglementaire (45 infirmiers) exige de nombreuses opérations dont la durée totale est de sept heures.

Le service médical est assuré pendant la route.

Les trains sanitaires permanents et improvisés portent, sur la première voiture, le fanion de la Convention de Genève et le fanion national.

L'arrivée des malades à destination doit être annoncée de telle façon que l'autorité militaire locale puisse faire réunir, à la gare, des moyens de transport, en quantité suffisante pour porter immédiatement les malades et blessés à l'hôpital.

2° *Evacuations par routes.*

Elles se font par voitures d'ambulance et par voitures auxiliaires fournies, soit par les différents services de l'armée, soit par la réquisition.

Ces voitures sont aménagées pour le transport des blessés, soit avec des appareils Béchot-Desprez-Ameline (dans ce cas il est formellement interdit d'utiliser le 3ᵉ étage,) soit en organisant une suspension au moyen de perches (système norvégien) ou de cordes (système Bouloumié).

Lorsque les routes ne sont pas carrossables, les malades sont transportés à dos de mulets ; on emploie les cacolets qui sont des fauteuils, destinés à être accrochés de chaque côté du bât d'un mulet, et les litières, ou couchettes en fer, que l'on suspend, par paires, au bât : la partie qui correspond à la tête est légèrement relevée, elle est surmontée d'un châssis mobile, recouvert d'un rideau qui sert à protéger le blessé contre le soleil et la pluie.

3° *Evacuation par eau.*

Les bateaux, affectés aux évacuations, reçoivent une collection spéciale d'objets mobiliers du service de santé, comprenant notamment des appareils de suspension de brancards à trois étages modèle 1891 (Béchot-Desprez-Ameline) avec leurs brancards.

Le personnel est fourni par le service des étapes ou par les formations sanitaires du corps d'armée, sur l'ordre du Directeur du service de santé du corps d'armée.

Les bateaux utilisables pour les évacuations se rapprochent, pour la plupart, de l'un des deux types, la flûte et la péniche.

La première opération de l'aménagement consiste à nettoyer et à désinfecter le bateau.

Les appareils de suspension sont placés, suivant l'axe du bateau, d'un côté perpendiculairement et de l'autre parallèlement : pour assurer la stabilité du bateau, la disposition des appareils alternera entre la partie avant et la partie arrière.

Matériel du service de santé en campagne.

Tout officier, sous-officier et soldat est muni, en temps de guerre, d'un paquet individuel de pansement ; il le porte dans une poche spéciale de la capote, du dolman, ou de la veste.

Matériel régimentaire.

Les corps de troupe sont dotés d'un matériel sanitaire comprenant :

1° Des chargements de voitures médicales régimentaires (infanterie et artillerie montée) comprenant six paniers avec 300 pansements.

3° Des équipements d'infirmiers (les cartouchières et le havresac contiennent des objets de pansement.)

3° Des rouleaux de secours aux asphyxiés.

4° Des sacs d'ambulance (infanterie et artillerie).

5° Des sacoches d'ambulance (cavalerie).

6° Des musettes à pansement portées par les brancardiers.

La cavalerie est dotée d'une grande voiture médicale régimentaire à 4 roues par brigade, portant deux cantines médicales et deux paniers ; d'une petite voiture légère, à deux roues, par demi-régiment, portant un panier régimentaire.

Matériel des ambulances.

Les ambulances destinées au Quartier général du corps d'armée et à chacune des divisions d'infanterie comprennent :

Voiture pour le personnel non monté. 1
Voiture de chirurgie. 2
Voiture d'administration 2

Des fourgons du service de santé transportent les approvisionnements, tels qu'objets de pansement, tentes, brancards, etc.

Des fourgons ordinaires pour les vivres.

Des grandes voitures (4 roues) et des petites voitures (2 roues) pour blessés.

La voiture de chirurgie contient des objets de pansement, des bandages à fractures, des instruments de chirurgie, des médicaments.

La voiture d'administration contient les archives, les imprimés, les ustensiles pour les repas, les torchons et serviettes, les denrées.

Les tentes portées par les fourgons sont de deux systèmes : 1° la tente d'ambulance (système Tollet) de forme ovale, mesurant 6 mètres de long sur 4 mètres de large et 2^m,36 de haut : elle peut abriter 18 hommes couchés.

Il est alloué deux tentes par ambulance.

2° Le fourgon-tente (système Tortoise) ; elle est portée par un fourgon ordinaire, dont elle remplace la bâche de

couverture. En marche elle est roulée et contenue dans
deux fausses ridelles, appliquées sur les deux côtés du
fourgon. Elle se monte et se démonte très facilement
en quelques minutes.

Cette tente peut donner abri à une trentaine de
blessés.

Les deux grands côtés sont garnis de lucarnes.

Matériel des hôpitaux de campagne.

L'approvisionnement de l'hôpital de campagne a été
calculé pour assurer le traitement de 100 malades ou
blessés, pendant trois mois ; il comprend cinq caisses
de médicaments, 21 paniers à pansements, et diverses
caisses contenant les appareils à fractures, les instruments, les ustensiles de cuisine, les couvertures et draps
de lit.

Matériel du service des étapes.

1° *Hôpital d'évacuation.* — Son approvisionnement
comprend :

a. Deux approvisionnements d'hôpital de campagne.

b. Trois approvisionnements de trains sanitaires improvisés.

c. Deux approvisionnements de réserve de médicaments.

d. Quatre approvisionnements de réserve de pansements.

e. Un approvisionnement de réserve par corps de
troupe.

f. Une étuve locomobile à désinfection par la vapeur
sous pression, système Géneste et Hercher, destinée
aux hôpitaux de contagieux.

2° *Train sanitaire improvisé.* — Son approvisionnement a été calculé de manière à permettre d'organiser
un train composé de 40 wagons, dont 33 transportant

chacun 12 blessés, couchés sur des brancards, disposés sur des appareils à suspension à deux ou à trois étages, soit 396 blessés, plus 4 blessés assis dans un comparti-ment de voyageurs.

3° *Dépôt de convalescents.* — Son approvisionnement comprend six caisses dont quatre de médicaments et objets de pansement et deux d'objets divers pour la chi-rurgie et l'administration.

4° *Hôpitaux temporaires.* — Il en existe trois types permettant de traiter 250, 100 ou 50 malades pendant trois mois.

Ces hôpitaux sont, en principe, destinés à être installés sur le territoire national. Ils peuvent également, en cas de besoin, être appelés à fonctionner dans la zone des étapes. Leur approvisionnement comprend un cer-tain nombre de caisses et de ballots.

5° *Station-magasin.* — Chaque station-magasin com-prend les approvisionnements nécessaires aux corps de troupe, ambulances et hôpitaux.

Les hôpitaux de campagne, temporairement immo-bilisés, et les hôpitaux d'évacuation ont des tentes (sys-tème Tollet de 15 mètres de long, 5 mètres de large et 5 mètres de hauteur qui peuvent contenir 28 lits et être chauffées l'hiver), et des baraques mobiles (système Dœcker et Espitalier).

Système Dœcker. — 15 mètres de long, sur 5 mètres de large et 5 mètres de hauteur, peut contenir 16 lits ; les parois et le toit consistent en des panneaux mobiles dont les deux faces sont distantes l'une de l'autre de $0^m,02$: l'intérieur est recouvert d'un enduit incom-bustible, et l'externe, imperméabilisée, est peinte en jaune. Les deux faces peuvent être lessivées avec des so-lutions désinfectantes.

Système Espitalier. — Présente avec la précédente

une différence importante au point de vue du poids et de la difficulté du montage : la charpente est en fer.

En récapitulant les ressources en pansements et en brancards existant dans un corps d'armée mobilisé, on trouve 47.000 pansements et 1.739 brancards.

CHAPITRE VI

Nous avons parlé dans un chapitre précédent du rôle, en général, des Sociétés d'assistance en temps de paix et en temps de guerre. Nous consacrerons ce chapitre à l'historique de chacune des trois Sociétés reconnues d'utilité publique et aux formations sanitaires qu'elles seraient appelées à fournir, en temps de guerre : à l'organisation de ces formations ; aux approvisionnements existants dès le temps de paix, et à leurs écoles.

Nous dirons aussi quelques mots de la Société de secours aux militaires coloniaux, croix verte française.

Historique.

1° Association des dames françaises.

Pendant la guerre franco-allemande, au moment où les armées allemandes s'apprêtaient à assiéger Paris, le docteur Duchaussoy, professeur agrégé à la Faculté de médecine de Paris, organisa dans le 6° arrondissement des ambulances volantes, dont il fut élu le chef. Ces ambulances comprirent 18 médecins ou chirurgiens et quelques infirmiers volontaires et elles fonctionnèrent avec leurs seules ressources. Leur but était de porter un premier secours sur les champs de bataille, en arrêtant les hémorragies, immobilisant les membres blessés, pansant les plaies, etc...

Malgré leur rapide organisation, ces ambulances volantes remplirent jusqu'à la fin la tâche très difficile qu'elles s'étaient volontairement imposée ; elles furent d'un secours fort précieux pour les assiégés, et leur exemple ne put que relever le moral de la population civile et militaire.

Le docteur Duchaussoy, ému de l'insuffisance et du désordre des secours médicaux, ainsi que des improvisations défectueuses des hôpitaux pendant la guerre, conçut l'idée de créer l'Association des Dames françaises.

Le 31 octobre 1879 eut lieu à l'Hôtel Continental, à Paris, une réunion sous la présidence du comte Serrurier ; le docteur Duchaussoy, dans une allocution vibrante de patriotisme, rappela l'insuffisance des secours médicaux pendant la dernière guerre, et les institutions créées à l'étranger pour utiliser les services que les femmes pourraient rendre ; il dépeignit le rôle que s'apprêtaient à jouer en Allemagne les Sociétés de dames (notamment l'Union patriotique des dames allemandes), dont le nombre en 1877 monta de 383 à 1.000 ; il fit, sans restriction, l'éloge de ces nobles associations qui avaient tout sous la main, personnel, matériel, règlement et chefs et constata avec une grande tristesse que la leçon reçue en 1870 n'avait pas porté ses fruits, et que nous n'avions fait dans cet ordre d'idées aucun progrès.

« Assez d'illusions, Mesdames, chassons-les, et secouons notre torpeur, car bientôt nous sentirions la rougeur, nous monter au front en présence de l'infériorité humiliante due à notre inertie. »

De chaleureux applaudissements accueillirent l'orateur : l'Association des Dames françaises naquit ce jour-là ; elle fut autorisée en 1881, reconnue d'utilité publique en 1883, rattachée aux ministères de la Guerre et de la Marine en 1886.

Ainsi fut créée l'armée secourable des femmes, instruites dès le temps de paix, en vue du temps de guerre, qui laisse à l'armée de la Défense nationale bien des milliers de bras valides.

Les statuts de l'Association, approuvés par le Conseil d'Etat, indiquent son double but ; secours aux militaires et aux marins en cas de guerre : secours aux civils dans les calamités publiques.

1° Pour atteindre ce but, l'Association prépare, par un enseignement spécial, un personnel de femmes qu'elle rend ainsi capables de donner des secours efficaces et disciplinés aux blessés et aux malades de l'armée.

2° Elle prépare, avec tous les soins que la science contemporaine indique, un matériel de pansements et un matériel d'hôpital ; à cet effet, elle a établi des ouvroirs dans chacun de ses comités.

3° Enfin elle amasse un fonds de réserve qui lui permette de faire face aux premiers événements. Ce fonds de réserve est constitué, chaque année, à l'aide du tiers des ressources annuelles et converti en rentes françaises ou en obligations de chemins de fer garanties par l'Etat.

Des comités départementaux, se gouvernant eux-mêmes conformément aux statuts, concourent à l'œuvre autant que le comité central.

Quant au fonctionnement de l'Association en temps de guerre, il a été ainsi réglé par le décret du 16 octobre 1892, qui réunit sous une même réglementation les trois Sociétés de la croix rouge française : « L'Association des Dames françaises est autorisée à seconder, en temps de guerre, le service de santé militaire et à faire parvenir aux malades et aux blessés de l'armée les dons qu'elle reçoit de la générosité publique. »

Pour l'accomplissement de cette mission, elle est placée sous l'autorité du commandement et des directeurs du service de santé.

L'intervention de la Société est limitée au service du territoire ; elle peut consister à créer des hôpitaux auxiliaires dans les localités désignées par le Ministre de la guerre ou par les généraux commandant le territoire ; à prêter son concours au service de l'arrière en ce qui concerne les hôpitaux auxiliaires de campagne de ce service.

L'indépendance légale de l'Association a été confirmée par une lettre du Ministre de la guerre en date du 18 juin 1890.

Des comités de cent membres environ ont été établis sur tous les points de la France ; ces comités se gouvernent par eux-mêmes conformément aux statuts ; ils sont administrés par une Commission élue par le comité ; cette Commission, renouvelable tous les cinq ans, choisit elle-même dans son sein les présidents ou les présidentes, trésorière, secrétaire générale, directrice des travaux, etc.

Les comités des départements paient chaque année au comité central le dixième de leurs cotisations et souscriptions pour contribuer aux frais généraux de l'Association.

Les comités ont le droit d'envoyer chaque année un

délégué par cent membres aux assemblées générales de l'Association et ces délégués ont droit de vote.

L'administration centrale se compose du Conseil supérieur et des Commissions qui étudient les questions et assurent le fonctionnement ; toutes les délibérations des Commissions doivent être approuvées par le Conseil pour devenir exécutoires. Les principales Commissions sont celles de l'enseignement, des finances, du personnel, du matériel, de la propagande, des distributions de secours, des bibliothèques et le conseil judiciaire.

La Commission du personnel se divise en deux sections :

Section des hommes. — (Médecins, pharmaciens, aumôniers, comptables, infirmiers, brancardiers, hommes de peine).

Section des dames ambulancières. — Pour qu'une dame soit admise à faire un stage d'instruction à l'hôpital des dames françaises, il faut qu'elle soit déjà pourvue de son diplôme de dame ambulancière ; exception est faite pour les présidentes des comités des départements.

Ce diplôme de dame ambulancière est délivré aux dames qui ont passé avec succès l'examen réglementaire à l'école des dames ambulancières.

L'instruction clinique est donnée à l'hôpital, soit aux visites dans les salles des malades, soit à la consultation externe ; après six mois de stage, les dames, déjà pourvues du diplôme d'ambulancière, peuvent se présenter à l'examen pour le grade d'infirmière major ou de surveillante générale.

La présidente de l'Association est seule en rapport direct avec le Ministre de la guerre.

En cas de guerre tous les comités devront s'entr'aider, suivant les nécessités, et d'après les indications données par l'autorité militaire.

Pendant toute la durée des guerres de la Tunisie, du Tonkin, de l'Annam, de la Chine, de Madagascar, du Sénégal et du Dahomey, l'Association a envoyé aux armées pour les malades, les blessés et les convalescents, des médicaments, de la lingerie de pansements et d'hôpital, des vins réconfortants, du lait concentré, des filtres, des ceintures et chemises de flanelle, des jeux de toutes espèces, des livres.

En ce moment l'Association s'attache à l'organisation en personnel et en matériel des hôpitaux auxiliaires dont elle serait chargée en cas de guerre, et elle a créé un type remarquable, en établissant l'hôpital d'instruction des dames françaises. Cet hôpital s'élève à Auteuil ; on y donne de 10 à 12.000 consultations et on y fait de 5 à 7.000 pansements ou opérations chaque année.

En outre, elle constitue des hôpitaux de campagne destinés aux vingt régions militaires de la France.

Matériel. — Le comité central à Paris possède en magasin pour une somme approximative de 200.000 fr. de matériel décomposé comme suit :

Literie. — 2.000 draps, 500 couvertures, 1.000 toiles pour paillasses.

1.183 { Taies d'oreillers, couvertures de coton, couvre-pieds piqués, toiles pour traversins, enveloppes pour oreillers, sacs de lits.

Linge de corps et habillement. — 12.000 chemises.

3.401 { Ceintures de flanelle, gilets de flanelle, gilets de coton, mouchoirs, caleçons, chaussettes, bonnets de coton, camisoles.

669 pantalons, capotes, vestons, casquettes, pantoufles, etc.

2.357 brassards.

Linge de service et linge d'office. — 3.203 sarreaux de médecins, tabliers, blouses, etc.

Pansements. — 50.000 pièces de lingerie à pansements.

Outre ce matériel d'habillement et de lingerie en magasin, il y a dans l'hôpital, qui fonctionne actuellement, un matériel d'exploitation d'une valeur de 69.081 fr., le matériel de cinq hôpitaux auxiliaires de campagne d'une valeur de 65.000 francs.

La Commission d'organisation des hôpitaux auxiliaires s'occupe à diviser tous ces divers matériels pour en faire autant de lots qu'il y a d'hôpitaux, de façon à ce que tout ce qui est nécessaire pour le fonctionnement de chaque hôpital soit réuni dans une même travée des magasins.

Hôpitaux auxiliaires fixes.

A Paris, dans le département de la Seine, et dans les 20 régions militaires, les hôpitaux auxiliaires fixes sont créés et seraient immédiatement en état de fonctionner.

Les locaux sont choisis et agréés par l'autorité militaire ; le nombre de lits est prévu, le matériel et le fonds de réserve en vue du fonctionnement sont réunis dans les localités, le personnel est choisi.

Citons au hasard à titre d'exemple :

Asnières : Bureau madame X., etc.
Personnel enseignant . . . . X. X.
Avoir. . . . . 12.047 fr. 93
Hôpital auxiliaire n° 201 . . . . 20 lits
Local, Institution de l'abbé Paris . . . . . agréé

Personnel {
Supérieur : médecin X., pharmacien, administrateurs, comptable, aumônier.
Secondaire : mesdames X. X. surveillantes, deux brancardiers.
}

Matériel { En magasin. — Lingerie : 113 draps, 348 chemises, 440 serviettes, 156 mouchoirs, 2.348 pièces de pansement, 1 boîte de chirurgie, 10 appareils, 16 objets de pansement, 1 brancard, matériel de pharmacie, de cuisine, divers.

Promis conditionnellement . . . . 100 lits
Fonds de réserve en vue du fonctionnement . 9.604 fr. 30

6me région militaire . . . . Etain (Meuse)
Hôpital auxiliaire. . . . . 20 lits
Local, Collège de la ville . . . . agréé

Personnel { Supérieur . . . . X.
           { Secondaire. . . . . X.

Matériel en magasin; Lingerie : 17 draps, 263 chemises, 12 serviettes, 728 pièces de pansement.
Promis conditionnellement . . . . 12 lits complets
Fonds de réserve . . . . 5.260 fr. 55

Hôpitaux auxiliaires de campagne.

Par décret du 19 octobre 1892 commun aux trois Sociétés de la croix rouge, le rôle des Sociétés d'assistance a été accru. Outre les hôpitaux auxiliaires fixes, elles devront désormais prêter leur concours au service de l'arrière, en ce qui concerne les hôpitaux auxiliaires de ce service, et soumettre ces formations sanitaires au règlement du service de santé.

Ce décret réalise un grand progrès, car il coordonne toutes les forces matérielles et morales de la nation.

En prévision de ces nouvelles organisations, l'Association s'est attachée à créer des comités, le long de la frontière, qui recevront, au moment venu, pour compléter leurs approvisionnements, déjà considérables, du matériel et d'autres ressources provenant des comités éloignés du service de l'arrière.

Des tentes-ambulances, dont un modèle a figuré à l'Exposition de 1900, font partie du matériel de campagne.

Une de ces tentes avait été installée, en janvier 1901,

à Neuilly ; deux jours après on procédait à l'ameuble-
ment et l'hôpital improvisé fonctionnait immédiate-
tement sous la direction d'une Dame.

La tente a répondu parfaitement aux exigences d'un
service d'hôpital auxiliaire, elle a résisté aux plus vio-
lentes bourrasques, la température s'y est maintenue à
18° quand il y avait à l'extérieur 11° au-dessous de zéro.

Après cet essai partiel de mobilisation le conseil a
adopté le principe de la fondation de l'hôpital-ambu-
lance d'après un système tout particulier dont la tente
est le type.

Il n'y aura en temps de paix qu'un seul bâtiment fixe
qui contiendra le dépôt du matériel, le dispensaire,
quelques malades pour l'enseignement, et tous les locaux nécessaires pour les services généraux. Que la
guerre ou qu'une épidémie survienne, ces locaux sont
immédiatement pourvus de leur matériel, des tentes
sont montées sur les emplacements disposés d'avance, et
en 48 heures on installe un hôpital de 100 lits. Le danger passé, les tentes sont désinfectées, repliées et transportées dans les magasins, il ne reste plus, comme auparavant, que le bâtiment fixe.

L'essai de mobilisation a aussi prouvé que l'hôpital
ambulance de l'Association sera très économique et parfaitement salubre.

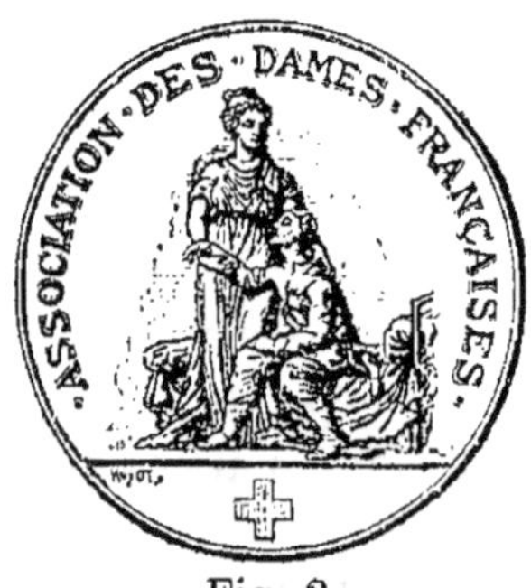

Fig. 2.

II° Société française de secours aux blessés militaires.

La Société de secours aux blessés militaires fut créée
en mai 1864 ; reconnue le 25 de ce même mois comme
« Comité national français de la croix rouge », elle fut
constituée définitivement le 11 mars 1865, sous la présidence d'honneur du Maréchal Randon, Ministre de la
guerre, et sous la présidence effective du général de division de Fezensac. Reconnue, l'année suivante, comme
établissement d'utilité publique, elle reçut la mission,
formulée par l'article 1er de ses statuts, de concourir par
tous les moyens en son pouvoir au soulagement des
blessés et des malades sur les champs de bataille, dans
les ambulances et dans les hôpitaux.

Quoique existant de fait et sur le papier, la Société
n'avait, au mois de juillet 1870, ni organisation régulière,
ni personnel, ni matériel. Ses ressources pécuniaires ne
s'élevaient qu'à la somme de 5.325 fr. 50 et elle n'avait
à sa tête qu'un comité de bon vouloir dont l'action ne
dépassait pas les limites du salon où il se réunissait.
Elle n'était en état de parer à aucune des difficultés qui
subitement fondaient sur elle. Les magasins, comme la
caisse, étaient vides.

Le 4 août, jour de notre défaite à Wissembourg, la
Société fit partir de Paris sa première ambulance, composée de 97 personnes, 27 chevaux et 7 voitures ; on
quêtait en marchant au milieu des passants arrêtés sur
les trottoirs.

Dans l'espace d'un seul mois 17 autres ambulances
partirent rejoindre les corps d'armée.

Séparée de la capitale, pendant le siège, sans communication possible avec le Conseil central, la Société fit
de son mieux en province : elle installa des ambulances

dans les gares, des hôpitau   ans des collèges, dans des couvents.

Pendant toute la durée de la guerre, la Société accomplit sa tâche avec énergie et assiduité ; elle se traça le devoir, non seulement d'accueillir et de soigner les blessés, mais aussi d'aller les chercher sur le champ de bataille, de les découvrir dans les replis du terrain où ils s'étaient traînés et de les rapporter à l'ambulance.

Après la signature de la paix, elle distribua trois millions d'allocations aux victimes de la guerre, et aux amputés plusieurs milliers de membres artificiels. Plus récemment, elle distribua des secours aux victimes des expéditions coloniales : Algérie, Tunisie, Tonkin, Cochinchine, Soudan, Madagascar, Sénégal, Dahomey, Crète.

La Société prit une part active à l'expédition de Chine par l'envoi d'un navire-hôpital à Takou (Chine) et l'installation d'un hôpital à Nagasaki (Japon).

Statuts. — La Société se compose de membres fondateurs et de membres souscripteurs.

La haute direction des travaux de la Société est confiée à un Conseil siégeant à Paris, renouvelable chaque année par cinquième.

Le Conseil nomme pour trois ans un comité d'administration qui organise tous les moyens d'action en personnel et en matériel : il reçoit les dons et secours.

Il correspond avec les Ministres de la guerre et de la marine.

La Société de secours aux blessés doit, en temps de guerre, créer dans les places de guerre, villes ouvertes, et autres localités, désignées par le Ministre de la guerre, ou les Généraux commandant le territoire, sur la proposition des Directeurs du service de santé, des hôpitaux auxiliaires ; elle doit prêter son concours au service de l'arrière, en ce qui concerne les hôpitaux auxiliaires de campagne ; elle est, en outre, chargée des infirmeries de gare.

1° *Hôpitaux auxiliaires du territoire.* — Les locaux ont été choisis avec l'approbation du Ministre de la guerre, le personnel supérieur et secondaire est désigné et prêt à remplir ses fonctions. Tout le matériel est acquis et entassé dans des magasins : soit 4.436 lits.

Mais ces formations sanitaires sont loin d'avoir acquis le développement désiré, car les ressources en argent et en matériel donnent la certitude de le voir progresser d'année en année, pour se rapprocher sensiblement du chiffre de 20.000 lits.

Plusieurs comités hésitaient à acheter dès maintenant les divers objets dont la constitution effective est prescrite par l'instruction du 5 mai 1899 : ils voulaient éviter les soucis et les charges de l'emmagasinement et de l'entretien d'un matériel qu'ils comptaient trouver dans le commerce, dès les premiers jours de la mobilisation.

Par une circulaire récente, le Ministre de la guerre a fait remarquer, que les comités d'assistance ne remplissaient pas une mission vraiment utile, s'ils se bornaient à recueillir des fonds en temps de paix, sans se préoccuper des conditions dans lesquelles ils pourront les utiliser au moment de la mobilisation, il a insisté pour que l'organisation des hôpitaux auxiliaires du territoire fût effective.

Le Conseil central de la Société a pris aussitôt des mesures financières importantes, pour donner partout, en France, une impulsion nouvelle à la création de ces hôpitaux.

2° *Infirmeries de gare.* — Elles sont au nombre de 69, réparties sur le territoire ; la Société doit en assurer le fonctionnement ; les approvisionnements en matières médicales, en denrées alimentaires et en matériel ont absorbé une somme de 910.800 francs.

Elles sont pourvues, dès maintenant, du matériel de couchage des malades et des objets à leur usage, des médicaments les plus usuels, de quelques objets de pansement et du matériel d'alimentation.

3° *Hôpitaux auxiliaires de campagne.* — La Société a emmagasiné, dans son dépôt de Boulogne, 26 hôpitaux auxiliaires de campagne de 100 lits chacun, absolument complets. C'est même grâce à ces préparations qu'elle a pu, en quinze jours, expédier aux belligérants de la guerre Sud-Africaine, le matériel si considérable qui a été embarqué à Marseille.

Le matériel des quatre hôpitaux emprunté au dépôt a été aussitôt remplacé.

Les médicaments, ne pouvant se conserver, seront acquis seulement au moment de la mobilisation.

Le personnel hospitalier est composé d'hommes et de femmes.

A côté des médecins et des chirurgiens de choix qu'elle a réunis, la Société a dressé des listes du personnel ; infirmiers, brancardiers, infirmières, nécessaires à ses formations sanitaires.

Brancardiers et infirmiers. — Pour le recrutement, la Société a ouvert des cadres où figurent, à côté d'individualités de tous rangs, les Frères de la doctrine chrétienne et les membres de plusieurs Sociétés de sauvetage.

Pour l'instruction, elle a ouvert des écoles dans les principales villes de France, où se donnent des cours très réguliers pour la théorie et la pratique.

Le ministre a fait quelquefois appel à la Société pour constater officiellement l'instruction pratique de son personnel. En septembre 1887, lors de la dislocation des troupes mobilisées, 210 soldats malades arrivés à Toulouse, du 1er au 10 septembre, furent conduits à l'hôpital par les soins, par le personnel, et avec le matériel du comité local.

Au mois de décembre 1891, le ministère de la guerre mobilisait de Vaugirard sur la gare de Saint-Germain-en-Laye un train d'évacuation de 400 hommes, et invitait la Société à les recevoir, comme elle ferait en temps de guerre, dans les infirmeries de gare.

Le matériel fut installé dans les locaux des gares et sous des tentes-abris : 40 brancardiers-infirmiers assurèrent le service.

Le Directeur du service de santé, qui présidait à l'expérience, félicita la Société au nom du ministre pour la parfaite exécution, comme ordre, exactitude et rapidité du service.

D'autres expériences de mobilisation ont été fréquemment renouvelées, et toujours avec succès, dans le but d'exercer et de montrer, en action, le personnel attaché aux trois catégories de formations sanitaires de la Société : Hôpitaux auxiliaires de campagne, infirmeries de gare, hôpitaux auxiliaires du territoire.

Dames-infirmières. — Elles sont exercées chaque jour au dispensaire-école de la rue de Vannes, à Paris, et dans les dispensaires de la province ; elles suivent des cours pratiques ; manipulation des malades, stérilisation des instruments, des mains ; préparation des pansements.

Deux diplômes sont délivrés :

1° *Diplôme simple d'infirmière.* — Pour l'obtenir, il faut justifier d'un stage régulièrement constaté de six mois, dont trois au dispensaire de la Société, et de trois mois dans les hôpitaux, et avoir subi avec succès, devant le jury d'examen du comité d'enseignement de la Société française de secours aux blessés militaires, un examen portant sur les matières des programmes d'enseignement pratique.

2° *Diplôme supérieur.* — Il ne peut être accordé qu'après que, déjà munie du diplôme simple d'infirmière et ayant justifié d'un nouveau stage de deux ans, tant dans le dispensaire de la Société que dans les hôpitaux, la dame aspirante au diplôme supérieur aura passé avec succès, devant le même jury, un examen beaucoup plus complet.

Les dames, ayant obtenu un de ces diplômes, doivent, chaque année, prendre part, pendant un mois, aux exercices pratiques du dispensaire et signer un engagement de remplir, en temps de guerre, les fonctions de dame-infirmière, dans un hôpital auxiliaire du territoire de la Société.

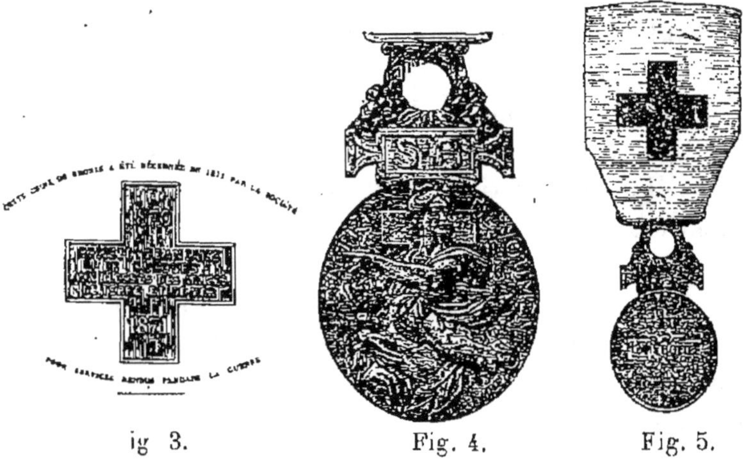

ig 3.   Fig. 4.   Fig. 5.

III° Union des Femmes de France

L'Union des femmes de France a été créée en 1881 ; reconnue d'utilité publique le 6 août 1882, et rattachée au service de santé militaire en 1886. Elle se compoes

de membres titulaires (femmes) et de membres associés
(hommes) payant une cotisation annuelle ; de membres
auxiliaires ne payant aucune cotisation, mais s'enga-
geant à faire un service actif en temps de guerre ; de
membres perpétuels payant leur tribut en une seule
fois ; et de membres adhérents donnant une cotisation
annuelle, inférieure à celle des autres membres payants.

Les membres titulaires ont seuls voix délibérative
dans les conseils et assemblées de la Société ; ils ont
seuls droit au port de l'insigne.

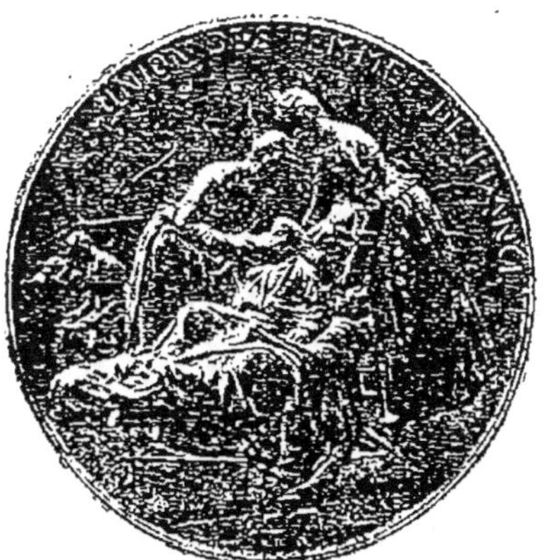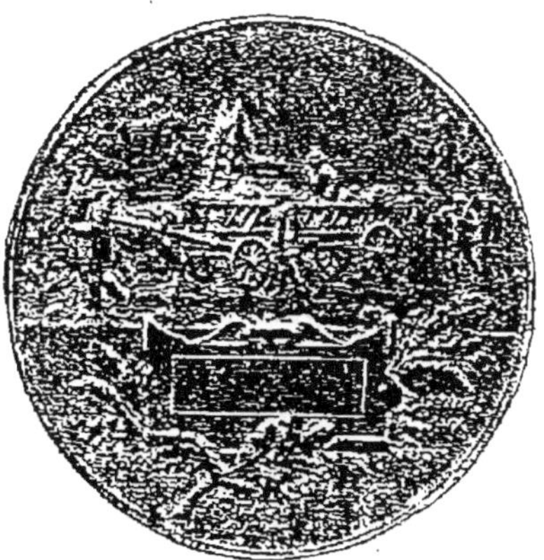

Fig. 6.

La Société est administrée par un Conseil, composé
de 30 membres, élus par l'Assemblée générale des
membres titulaires, et choisis par eux.

Un comité de direction, composé de cinq membres, est
nommé par le Conseil, qui les choisit dans son sein. Ses
pouvoirs sont annuels, ils peuvent être renouvelés. Le
comité de direction est chargé des affaires courantes de
la Société et de l'exécution des délibérations du Conseil.

En dehors du Conseil fonctionnent cinq Commissions,
composées de dix membres chacune, et présidées par
l'un des membres du comité de direction savoir : Com-

mission de propagande, Commission des finances, Commission de l'enseignement pratique, Commission du personnel, Commission du matériel.

La Société forme, dans les départements, des comités qui, en se renfermant dans les limites des statuts, jouissent de toute l'initiative nécessaire à leur action et à leur développement.

Lorsque des questions d'ordre général doivent être étudiées et votées, le comité de Paris, faisant office de comité central, convoque en Commission supérieure les délégués régionaux et les Présidents des comités locaux : cette Commission supérieure est présidée par la Présidente de la Société, assistée du secrétaire général.

Chaque année, dans les jours qui précèdent l'assemblée générale du comité central, les Présidents des comités locaux et les délégués régionaux sont appelés à Paris et mis au courant des affaires intéressant la Société.

Enseignement. — L'Union des femmes de France s'est préoccupée, dès sa fondation, de donner à ses membres les moyens d'acquérir une instruction théorique et pratique en rapport avec les fonctions diverses qu'ils pourraient être appelés à remplir en temps de guerre.

Elle a voulu aussi répandre dans le public les notions indispensables de l'hygiène, et des premiers soins à donner aux malades et aux blessés, et rendre accessible aux mères de famille ces connaissances pratiques, utiles dans la vie de chaque jour.

Des cours publics et gratuits ont été institués dans les différents arrondissements de Paris.

A l'exception du cours qui a lieu à la Caisse nationale d'épargne postale, et qui est exclusivement réservé aux femmes, les hommes sont admis aux cours d'arrondissement.

Un cours supplémentaire, sur la manière de relever et de soigner les blessés dans la rue ou sur le champ de bataille, est fait dans le courant de la session.

Le programme de l'enseignement de l'Union comprend 17 leçons :

Notions d'anatomie. . . . . 4 leçons
Petite chirurgie . . . . 4 «
Notions d'hygiène . . . . 3 «
Soins aux malades . . . . 4 «
Notions de pharmacie . . . . 2 «

Le personnel de chaque section se compose d'un directeur de l'enseignement, de six professeurs et de deux dames déléguées par l'Union.

Les personnes, désirant obtenir le diplôme d'infirmière hospitalière de l'Union, doivent se conformer aux dispositions suivantes : après s'être fait inscrire et avoir assisté aux leçons, les élèves subissent, à la fin de la session, un premier examen.

Passé avec succès, cet examen donne droit à un certificat d'études spéciales, et à une carte de stage dans les hôpitaux.

Néanmoins, ne pourront être admises à faire ce stage :

1° Les élèves non mariées, âgées de moins de 25 ans.

2° Les élèves sages-femmes (les cartes, mises à la disposition de l'Union, devant être réservées exclusivement pour les personnes auxquelles leurs études antérieures n'ont pas permis de fréquenter les services hospitaliers).

Après ce stage auprès des malades et un nouvel examen, le diplôme d'infirmière-hospitalière de l'Union est accordé aux élèves ayant obtenu une note suffisante. Celles-ci sont dès lors inscrites, par ordre de mérite, sur la liste des infirmières diplômées.

Des diplômes de brancardiers sont délivrés à ceux qui passent un examen pratique (relèvement des blessés, premiers soins à leur donner). Les aspirants au diplôme d'infirmiers reçoivent la même instruction, complétée de cours spéciaux. Ceux qui l'obtiennent sont nommés infirmiers-brancardiers.

L'organisation de l'enseignement est faite de même dans la plupart des comités de la province.

Formations sanitaires. — La Société possède actuellement 55 hôpitaux avec 7.102 lits ; elle espère arriver à 10.000 l'an prochain. Elle a préparé l'organisation de 142 hôpitaux auxiliaires de territoire et 18 hôpitaux auxiliaires de campagne de 100 lits chacun.

I⁰ Organisation des Hôpitaux auxiliaires du territoire et de campagne.

1° *Hôpitaux auxiliaires du territoire.*

Le Ministre de la guerre concède, dès le temps de paix, aux Sociétés d'assistance, le droit d'utiliser à la mobilisation, certains établissements, pour l'installation des hôpitaux auxiliaires du territoire.

Le Directeur du service de santé invite la Société d'Assistance intéressée à lui fournir une situation, positive ou négative, des ressources en personnel, matériel et fonds qu'elle a déjà réunies, en vue du fonctionement de l'hôpital auxiliaire du territoire qu'il s'agit d'organiser. Il transmet cette situation au ministre avec un rapport détaillé, dont les conclusions font ressortir nettement, si l'établissement recherché remplit toutes les conditions d'hygiène, requises pour la destination qu'il doit recevoir : à ces rapports sont annexées les observations du général commandant le corps d'armée, sur la possibilité d'utiliser, au point de vue militaire, l'établissement proposé.

Les travaux d'adoption dans les établissements, réservés pour l'installation des hôpitaux auxiliaires du territoire, ont lieu, au moment de la mobilisation, aux frais et par les soins de la Société d'assistance intéressée. Leur exécution est assurée, en principe, par un entrepreneur civil, avec qui la Société d'assistance intéressée a passé, dès le temps de paix, un marché conditionnel.

Au point de vue de leur destination, les hôpitaux auxiliaires du territoire sont généraux ou spéciaux : les premiers reçoivent à la fois des malades, des contagieux, et des blessés. Les seconds ne traitent que des malades, y compris les contagieux, à l'exclusion des blessés ou réciproquement. Quelques hôpitaux auxiliaires du territoire peuvent être également affectés au traitement exclusif des convalescents.

Les hôpitaux auxiliaires du territoire des Sociétés d'assistance, qui doivent remplir certaines conditions générales (être placés dans les localités desservies par un chemin de fer, contenir 20 lits au moins, fournir un cube d'air de 40 mètres à chaque malade ou blessé) sont divisés, suivant leur état de préparation, en trois séries bien distinctes :

1° Ceux dont la préparation est achevée, et qui peuvent fonctionner dès le neuvième jour de la mobilisation.

2° Ceux dont la préparation est assez avancée pour qu'on puisse admettre qu'elle sera complétée au seizième jour de la mobilisation.

3° Ceux dont la préparation est trop incomplète pour qu'il y ait lieu de déterminer à l'avance le jour de la mobilisation où il sera possible de les utiliser.

Les établissements de la première série ont constitué la totalité du personnel, du matériel, et des fonds néces-

saires pour le fonctionnement de ces formations sanitaires pendant deux mois.

Ceux de la deuxième série ont constitué au moins la
moitié des ressources en personnel, matériel et fonds nécessaires pour le fonctionnement de ces formations sanitaires pendant deux mois, sous la réserve que la constitution des ressources portera simultanément, sur toutes
les catégories du personnel, et les divers objets du matériel.

Sont classés, enfin, en troisième série, les établissements, dont les ressources constituées en personnel, matériel et fonds n'atteignent pas la limite fixée aux établissements de la deuxième série. Il n'est tenu compte pour
le classement des hôpitaux auxiliaires du territoire, en
première ou deuxième série, que du personnel régulièrement engagé par les Sociétés d'assistance, des fonds
qu'elles possèdent effectivement, et du matériel technique
suivant, acquis dès le temps de paix : instruments de
chirurgie, matériaux de pansements, appareils pour fac-
tures, et certains objets, à l'usage spécial des malades ;
les autres objets de matériel nécessaires peuvent être
constitués, quelle que soit la série dans laquelle ces hôpitaux sont classés, au moyen de promesses écrites, de
dons ou de prêts ; à la condition que les dites promesses
soient consenties par des personnes qui possèdent effectivement, dès le temps de paix, le matériel qu'elles s'en-
gagent à fournir au moment de la guerre : les déclarations contenant ces promesses sont rédigées sur papier
libre et contresignées, successivement, par le président
du comité local et le délégué régional.

Les effets d'habillement pour malades, en laine ou
en flanelle, les fournitures des médicaments et accessoires de pharmacie, ainsi que des objets en caoutchouc
ou en gomme, pourront être constitués, dans les établis-

sements de toute série, par un marché écrit et conditionnel ; la Société devra mettre en réserve les sommes nécessaires pour acquitter, au moment voulu, le prix des objets qui devront leur être livrés.

Le personnel des hôpitaux auxiliaires du territoire de la première série doit être rendu au lieu de destination le 2ᵉ jour de la mobilisation, exception faite pour le Médecin-chef et le premier comptable de chaque hôpital, qui doivent y arriver le 1ᵉʳ jour.

Le personnel des hôpitaux de la 2ᵉ série doit être rendu au lieu de la destination le 9ᵉ jour de la mobilisation, exception faite pour le Médecin-chef et le premier comptable qui devront y arriver le 7ᵉ jour de la mobilisation.

Le personnel des hôpitaux de la 3ᵉ série, qui ne comprend pas de militaires, attendra dans ses foyers l'invitation à se rendre au lieu de destination.

Les personnes affectées aux hôpitaux de 1ʳᵉ et 2ᵉ séries, et dégagées de toute obligation militaire, reçoivent, dès le temps de paix, un avis de convocation pour le temps de guerre, lequel est établi par le président du comité local intéressé, signé par lui et par le délégué régional de la Société.

Dans chaque région de Corps d'armée ou de Gouvernement militaire, les hôpitaux auxiliaires du territoire des Sociétés d'assistance sont numérotés, sans dictinction de série, et quelle que soit leur destination spéciale, de 1 à 100 pour la Société Française de secours aux blessés, de 101 à 200 pour l'Union des Femmes de France, et de 201 à 300 pour l'Association des Dames Françaises.

Ce numérotage est établi, de concert entre le délégué régional de chaque Société d'assistance, et le Directeur du service de santé de la région de Corps d'armée ou de Gouvernement militaire.

Les Sociétés d'assistance assurent le fonctionnement des hôpitaux auxiliaires du territoire aux conditions, et d'après les règles prévues, par le règlement sur le service de santé de l'Armée en campagne.

IIº Hôpitaux auxiliaires de campagne.

Le rôle des hôpitaux auxiliaires de campagne consiste essentiellement, soit à relever les hôpitaux de campagne, temporairement immobilisés, soit à se porter dans certaines localités, pour assurer l'installation et le traitement des malades, dont la concentration y a été prescrite par le Commandement.

Quand les Sociétés sont appelées à relever un hôpital de campagne, temporairement immobilisé, elles occupent le même emplacement et les mêmes locaux que ce dernier ; elles reçoivent du service de santé militaire les malades et blessés en traitement, et substituent leur personnel au personnel militaire.

Le service de santé militaire leur laisse le matériel, qui ne peut être transporté facilement, ou qui ne peut être enlevé sans porter préjudice à l'état de santé des malades ; les Sociétés le prennent en charge.

Quand les Sociétés se portent dans les localités, qui ont été désignées, pour y procéder à la création et à l'installation d'un hôpital, elles doivent choisir, d'après les indications du chef du service de santé des étapes, un emplacement qui satisfasse, autant que possible, aux règles de l'hygiène et à la commodité du service. Le Médecin-chef repartit les locaux.

En cas de nécessité, l'installation de l'hôpital est complétée par des tentes ou des baraques. Les bâtiments destinés à l'hospitalisation, sont assurés aux Sociétés au moyen de réquisitions, faites par les soins de l'autorité militaire.

Le personnel médico-chirurgical et administratif, attaché à un hôpital auxiliaire de campagne (relèvement, création), est constitué par un personnel masculin, recruté d'avance, à cet effet, et est complété, en cas d'insuffisance, par un personnel que l'autorité militaire pourra mettre à leur disposition (réservistes de l'armée territoriale et hommes classés dans les services auxiliaires des classés appelées à l'activité, pour assurer le service des hôpitaux auxiliaires de campagne).

Le service intérieur des hôpitaux auxiliaires de campagne est le même que celui des hôpitaux auxiliaires du territoire.

Seuls, certains points de la comptabilité diffèrent et sont spécifiés dans les règlements du service de santé en campagne.

III° Société de secours aux militaires coloniaux : Croix-Verte.

OEuvre du publiciste M. Rène de Cuers, la Société de secours aux militaires coloniaux (croix-verte française), compte déjà quatorze années d'existence. L'expédition du Tonkin fut la cause de cette création. On vit alors, en effet, revenir en France, des hommes profondément anémiés, fiévreux, usés avant l'âge par des fatigues exceptionnelles, et des privations de toutes sortes, et dans l'impossibilité de gagner normalement leur vie, en se livrant à un travail suivi.

Une tentative de groupement fut alors faite, sous le titre « d'Association Tonkinoise » : quatre années se passèrent en tâtonnements.

On n'avait pas d'argent et le nombre de libérés, sans ressources, augmentait de jour en jour. L'idée vint

alors de donner des secours en nature, sous forme de
bons de logement et de repas.

Mais ce n'était pas encore là une bonne solution.
Disséminés dans plusieurs hôtels, les libérés échappaient
à toute surveillance, à toute action morale.

L'expédition du Dahomey fut l'occasion d'un nouveau
progrès. Alors fut créé le Dortoir-Réfectoire, avec vingt-
cinq lits. Plus de 100.000 repas y ont été distribués.
Survint l'expédition de Madagascar ; l'œuvre, dont les
circonstances avaient élargi le titre, et qui s'appelait
désormais : « la Société de Secours aux Militaires coloniaux » fut l'une des quatre sociétés chargées de secourir les rapatriés et leurs familles. « Plus de 70.000 francs
furent consacrés à cette tâche, et 2.400 hommes environ
bénéficièrent de secours, variant de 40 à 15 francs. Des
ascendants, des veuves et des orphelins furent également
assistés.

Mais, quelque heureuse que fût l'Œuvre de distribuer,
jusqu'au dernier centime, les fonds que lui avait remis,
dans ce but, le comité des fêtes organisées par la Presse
parisienne, elle eut, dès ce moment, le sentiment qu'il y
avait encore mieux à faire, et que son action eût été plus
pratique et féconde, si elle avait pu hospitaliser les rapatriés sans famille.

Il fallait donc, en prévision d'éventualités semblables,
et même pour les besoins courants, créer une maison de
convalescence, où les coloniaux trouveraient, dans une
hospitalité d'une durée suffisante, le moyen de se réta-
blir.

On s'assura à Sèvres un vaste immeuble, entouré de
jardins, on y installa une maison de convalescence de
cent cinquante lits, destinée à recevoir gratuitement,
pendant un mois ou six semaines, les convalescents de
l'armée coloniale.

A l'heure actuelle, plus de 500 hommes sont reçus chaque année à Sèvres et y sont remis sur pied ; les uns, militaires coloniaux libérés, anémiés, malades, incapables de gagner leur vie ou de contracter un rengagement ; les autres, militaires coloniaux convalescents, mais sans famille, etc.

La Société entretient à Nancy un asile-hôtel de 50 lits, spécialement fréquenté par les Alsaciens-Lorrains, libérés du service militaire, et provenant de la légion étrangère. Cette section lorraine de la Société a secouru 1.049 soldats libérés, en a placé 478 et rapatrié 229.

Enfin la Société a organisé à Bordeaux, Marseille et dans nos principaux ports de mer, des comités locaux, qui distribuent des petits secours aux coloniaux de passage.

L'OEuvre est administrée par un Conseil d'administration, à la tête duquel se trouve un président.

CHAPITRE VII

Médicaments.

Tous les médicaments doivent être pourvus d'une
étiquette spéciale indiquant la date de leur réception.
Ceux qui sont volatils, ou qui s'altèrent spontanément,
seront l'objet d'une attention particulière, au point de
vue du choix du local où ils seront renfermés et du bou-
chage de leurs récipients.

Instruments.

Les instruments de chirurgie doivent être soigneusement préservés de l'humidité. Ils seront placés dans des
locaux secs, à distance des matériaux de pansement
iodoformés ou bichlorurés, et des flacons renfermant
du perchlorure de fer, des acides, de l'iodoforme.

On évitera d'enduire d'axonge les instruments d'acier.
Il suffit pour les préserver de l'oxydation d'appliquer à
leur surface une couche, extrêmement légère, de vaseline pure, étendue à l'aide d'un morceau de flanelle ou
d'un tampon de ouate. Cette opération doit être renou-

(1) *Règlement sur le service de santé à l'intérieur.*

velée tous les six mois ; dans les magasins secs, où les instruments se maintiennent en bon état de conservation, un graissage annuel sera suffisant.

Au moment de les mettre en service il est utile de les faire bouillir, pendant plusieurs minutes, dans une solution de carbonate de soude à 2 0/0, afin d'enlever complètement les corps gras. Les parties nickelées des instruments ne doivent être recouvertes d'aucune préparation ; on se bornera à les maintenir parfaitement propres et sèches. Il en est de même pour les pièces de maillechort ou d'argent, qui seront, à l'occasion, nettoyées avec un mélange de blanc d'Espagne et d'alcool et frottées avec une peau de daim.

Après une opération ayant nécessité l'immersion des instruments dans des solutions antiseptiques, il est indispensable de les laver à grande eau : on les essuie jusqu'à ce qu'ils soient aussi secs que possible et on les passe à l'alcool pour enlever toute trace d'humidité : ils sont ensuite très légèrement enduits de vaseline.

Il convient de rappeler que les instruments d'acier sont détériorés par le passage à l'autoclave ou à l'étuve sèche à 180°, qui altère leur trempe : le flambage à une température élevée, les solutions de sublimé, de chlorure de zinc, de sulfate de cuivre, ainsi que l'iode et ses composés, mettent rapidement les tranchants hors de service.

La stérilisation des instruments, par immersion dans l'eau bouillante, donne lieu à une coloration noirâtre, résultant de l'oxydation superficielle, produite par les gaz dissous dans l'eau.

Il suffit, pour éviter cette altération, d'attendre quelques minutes, après que l'ébullition s'est déclarée, pous déposer les instruments dans le bouilleur, ou d'ajouter à l'eau une faible proportion de borate ou de carbonate

4*

de soude, environ 2 gr. par litre. Dans le cas où les instruments présenteraient des taches de rouille, on se gardera de les frotter avec les substances pulvérulentes
(émeri, brique anglaise) habituellement employées, il
suffira de frotter les points oxydés avec une curette de
bois tendre, après les avoir humectés de quelques gouttés
de pétrole, jusqu'à ce que toute trace de rouille ait disparu : on appliquera ensuite une légère couche de vaseline.

Thermomètres.

Les thermomètres médicaux seront comparés avec des
étalons, et ne devront pas présenter un écart de plus de
six dixièmes de degré. Cette opération de vérification
s'exécutera, une fois par an, pendant les deux premières
années d'emmagasinement, elle pourra ensuite n'être
renouvelée que tous les deux ans. La différence avec le
thermomètre étalon sera toujours mentionnée sur une
bande de papier, collée sur la tige de l'instrument.

Seringues.

Les pistons des seringues et irrigateurs seront essuyés
avec un linge; on relèvera leurs bords, et on les enduira
fortement de vaseline, sur leurs deux faces, pour les ramollir : on les introduira, ensuite, dans le corps de
pompe, par un léger mouvement de rotation.

Les pistons de caoutchouc seront desserrés après chaque
injection, pour éviter la compression des rondelles, pendant que l'instrument ne fonctionne pas.

L'aiguille de platine iridiée sera réservée pour l'emploi des solutions qui détériorent les aiguilles d'acier ; on
aura soin d'introduire, dans ces dernières, un fil métallique pour empêcher l'oxydation.

Objets en caoutchouc.

Les objets en caoutchouc ne se conservent que pendant un temps très-court, ils s'altèrent au contact de l'air, perdent leur souplesse et leur élasticité, et deviennent cassants, surtout si on ne les met pas en service.

L'action de la chaleur, de la lumière, et surtout celle du froid, sont nuisibles à la conservation de ces objets.

On a conseillé de laver à grande eau, les objets en caoutchouc vulcanisé, en les malaxant entre les mains, de façon à entraîner le soufre en excès.

Cette opération devrait être renouvelée tous les trois mois, pendant les premières périodes du séjour en magasin.

Les bandes pour l'hémostase devront être déroulées à chaque visite (semestrielle au moins), saupoudrées de talc et disposées ensuite en rouleaux peu serrés.

Les tubes à drainage seront disposés en long, soit en cercle, de manière à éviter les plis et les nœuds qui déterminent des cassures.

Les sondes uréthrales seront conservées dans des boîtes, séparées les unes des autres, et saupoudrées de talc.

Les poires, en caoutchouc, des pulvérisateurs perdent leur souplesse sous l'influence du froid, ou lorsqu'on les laisse, pendant un certain temps, sans les faire fonctionner : il suffit, pour leur rendre leur élasticité, de les plonger, pendant quelques minutes, dans l'eau à 40 degrés.

Les tissus imperméables, à base de caoutchouc, pour alèzes et pour pansements, seront, de préférence, conservés en rouleaux, sans subir de compression ; ils seront déroulés entièrement à chaque visite.

Matières de pansement.

L'enveloppe imperméable, contenant les matières de pansement antiseptiques ou aseptiques, devra toujours rester intacte et les paquets seront hermétiquement clos. Les boîtes de fer blanc renfermant les compresses iodoformées subissent à la longue, sous l'influence des vapeurs iodées, des altérations, qui peuvent aboutir à la perforation complète de la paroi.

Les boîtes ainsi détériorées doivent être remplacées par des boîtes neuves.

Couvertures, effets en laine.

Les locaux où seront déposés les couvertures et effets d'habillement en laine, devront être frais, secs et parfaitement propres. Le sol sera arrosé avec une solution de 50 grammes d'acide phénique du commerce pour 5 litres d'eau.

Ces arrosages doivent avoir lieu quatre fois par mois, de mai à septembre, et une fois par mois seulement le reste de l'année.

Les portes et les fenêtres doivent être tenues fermées : il convient cependant de laisser pénétrer la lumière, car les insectes recherchent l'obscurité.

La conservation des effets est absolument subordonnée à la fréquence des battages et brossages, surtout d'avril à octobre. Pendant cette période ils seront renouvelés aussi souvent que possible. Le brossage des couvertures et des plis dans lesquels se réfugient les insectes sera particulièrement surveillé.

Cette opération se fera à distance des magasins.

Les couvertures doivent être placées les unes sur les autres complètement étendues ; les piles pourront être hautes. Cette disposition présente une surface moindre à l'action des insectes, et produit une compression suffisante pour empêcher leur pénétration.

Deux fois par an, au moins, au commencement d'avril et dans le courant d'octobre, les couvertures seront exposées à l'air et soigneusement visitées et battues. Après les battages, elles seront saupoudrées de poudre de pyrèthre (effets de couleur) ou de poivre blanc (effets de couleur blanche) et disposées en piles dans lesquelles on placera, de distance en distance, des morceaux de camphre ou de naphtaline, de la grosseur d'une noix.

Ces moyens sont suffisants pour assurer la conservation des effets non contaminés ; mais il est indispensable de soumettre ceux qui auront été envahis par les insectes à un étuvage à la vapeur sous pression ; on peut aussi, à défaut d'étuve, employer la sulfuration ou l'immersion prolongée dans l'eau courante, qui entraîne les larves et les œufs déposés dans le tissu ; mais l'efficacité de ces procédés est moins puissante que le passage à l'étuve à vapeur sous pression.

Objets et ustensiles en métal.

Ces objets seront placés dans des locaux parfaitement secs, et toujours à distance des murs.

Les objets et outils, qui ne sont pas étamés ou recouverts d'une couche de peinture, devront être préservés de l'oxydation au moyen de corps gras.

Il n'y a aucune précaution spéciale à prendre pour la conservation des ustensiles en cuivre et en étain, on évitera l'application des corps gras à leur surface et on les déposera dans un local sec et fermé.

Objets en cuir.

Ils doivent être conservés dans des magasins, à l'abri de l'humidité et de la chaleur.

Les cuirs seront brossés une fois par an pour enlever les moisissures et graissés avec la composition suivante :

Suif fondu, une partie ; huile de pied de bœuf, deux parties.

Faire fondre le suif, à feu très doux, le filtrer ou le décanter pour le débarrasser des impuretés, et ajouter l'huile de pied de bœuf, en agitant le mélange chauffé légèrement : laisser refroidir, sans cesser d'agiter, pour assurer le mélange de l'huile et de la graisse.

Tonneaux et réservoirs en bois.

Les tonneaux et réservoirs en bois sont emmagasinés dans un local sec et frais.

Ils doivent toujours être prêts à recevoir les liquides qu'ils sont destinés à contenir.

Leur conservation est assurée de la manière suivante :

Après les avoir remplis d'eau froide on resserre les cercles, s'il y a lieu, jusqu'à ce qu'ils soient parfaitement étanches, on les vide et on les rince avec environ un litre d'eau bouillante, en ayant soin d'agiter en tous sens, puis on les vide : quand l'égouttage est parfait on brûle, à l'intérieur, un morceau de mèche soufrée et on les bouche hermétiquement.

Cette opération est renouvelée tous les ans et plus souvent s'il est nécessaire.

Au moment de mettre les tonneaux en service, il faut les rincer avec de l'eau froide, en renouvelant cette eau, jusqu'à ce qu'elle sorte parfaitement claire.

Seaux en toile.

Les seaux en toile seront toujours tenus dans un parfait état de propreté ; ils ne seront emmagasinés qu'après avoir été bien séchés et débarrassés de toute poussière. Avant d'être mis en service les seaux seront battus et brossés avec soin, surtout sur les coutures. On les rincera à plusieurs reprises, puis on y laissera séjourner de l'eau pendant quelques heures, afin que la toile subisse la rétraction nécessaire et ne laisse plus échapper le liquide.

Paniers d'osier.

Les paniers employés par les formations sanitaires de campagne sont fréquemment envahis par différentes variétés d'insectes qui produisent des altérations, parfois assez étendues, de l'osier, des traverses et de la toile de recouvrement.

Les paniers atteints, et les paniers intacts pour prévenir leur envahissement, seront battus et brossés vigoureusement et badigeonnés ensuite à l'intérieur et à l'extérieur avec du pétrole.

CHAPITRE VIII (1)

Dans le cas où il n'est pas possible de se procurer le nombre de lits nécessaires au couchage des malades et blessés, on peut improviser ces lits suivant les ressources de la localité.

Avec de la paille, de la laine et des enveloppes en toile, on fait des paillasses, des matelats et des traversins, et on établit des lits avec des planches et des tréteaux.

On peut fabriquer un bois de lit solide de la manière suivante : on prend, pour faire les pieds de lit, quatre chevrons de $0^m,05 \times 0^m,05$ d'épaisseur environ, et longs de 1 mètre pour la tête, et de $0^m,75$ pour les pieds ; on les réunit, deux à deux, au moyen de planches de 1 mètre de long et de $0^m,22$ de large environ, clouées de façon que leur partie supérieure soit fixée à $0^m,45$ du sol : ces planches, destinées à recevoir le fond, sont clouées en dedans, condition essentielle qui donne toute la solidité du fond.

Les extrémités du lit ainsi constituées, on forme les parois latérales avec deux planches de 2 mètres de lon-

---

(1) *Règlement sur le service de santé en campagne.*

gueur, qui sont fixées aux montants, de manière que la partie inférieure soit à 0ᵐ,52 du sol.

Au-dessous des planches latérales on en fixe une seconde plus étroite, à 0ᵐ,03 au-dessous de celles de tête et de pied, supportant le fond. Cette seconde planche reçoit dans sa partie médiane une traverse, destinée à soutenir le fond dans le milieu de sa longueur, et sur laquelle, au besoin, on pourrait clouer, pour former le fond, des planches de 1 mètre, à défaut de planches de 2 mètres.

On forme le fond avec trois planches de 2 mètres ou avec six planches de 1 mètre. La tête reçoit encore une planche transversale, qui est fixée à la hauteur des planches latérales et qui est destinée à maintenir le traversin. Enfin, le lit est complété par deux planches clouées l'une sur le pied, l'autre sur la tête. Cette dernière un peu plus large (0ᵐ,12 environ) formant saillie au dehors, sert au malade à poser son pain, son pot à tisane et les menus ustensiles mis à sa disposition.

Si l'on ne peut construire des lits, on confectionne, pour supporter la paillasse et le matelas, des tréteaux sur lesquels on posera quatre planches de 2 mètres sur 0ᵐ,22 de largeur et 0ᵐ,03 d'épaisseur.

Dans la zone de l'arrière, il sera relativement facile de réunir les matériaux nécessaires pour la construction des lits ou des tréteaux. Il n'en sera pas toujours de même dans les localités rapprochées du champ de bataille, où l'on sera amené à employer presque exclusivement le brancard.

Comme moyen de couchage prolongé, le brancard ne pourra être utilisé que s'il est amélioré le plus promptement possible, au moyen de petites paillasses ou de matelas : autrement les malades ne pourraient le supporter.

En outre, il ne peut être laissé longtemps sur le sol : il est trop bas et le poids du malade, en l'affaissant, le mettrait rapidement en contact avec le sol.

D'ailleurs, l'air ne peut circuler facilement dessous et il est très incommode pour les soins de toute nature à donner aux malades ou blessés.

On devra donc chercher et employer tous les moyens possibles pour placer le brancard à hauteur convenable.

On pourra le placer sur quatre piquets entaillés en v ou en u dans la partie supérieure, et enfoncés solidement en terre.

Un autre système consiste à suspendre les brancards en les attachant solidement avec des cordes à quatre piquets plantés en terre. Enfin, à défaut de ces ressources, on pourra surélever les brancards en les posant sur des caisses ou des grosses bottes de paille ou des gros fagots. Les bottes de paille et les fagots seront fixés au sol, au moyen de piquets plantés de chaque côté.

CHAPITRE IX

1° *Testaments des militaires.* — Les testaments des
militaires, des marins de l'Etat et des personnes employées à la suite des armées, pourront être reçus, si le
testateur malade ou blessé est traité dans un hôpital
auxiliaire de campagne, administré par une Société
d'assistance, par le Médecin-chef assisté de l'employé
comptable.

A défaut de l'employé comptable, la présence de deux
témoins sera nécessaire.

La compétence du Médecin–chef, assisté de l'employé
comptable, est relative : ces deux fonctionnaires ne peuvent recevoir que les testaments des blessés et des malades soignés à l'hôpital auxiliaire de campagne.

Ils sont incompétents à l'égard de toutes autres personnes, même de celles qui sont employées dans l'établissement.

Les testaments du personnel de toutes les formations
sanitaires administrées par le Sociétés d'assistance, et
les testaments des malades ou blessés traités dans les
infirmeries de gare, dirigées par la Société de secours
aux blessés, et dans les hôpitaux auxiliaires du terri-

toire, pourront être reçus, soit par un officier supérieur en présence de deux témoins, soit par deux fonctionnaires de l'intendance ou officiers du commissariat, soit par un de ces fonctionnaires ou officiers, en présence de deux témoins, soit enfin par l'officier commandant le détachement, assisté de deux témoins.

Ne pourront être pris pour témoins du testament par acte public, ni les légataires, à quelque titre qu'ils soient, ni leurs parents ou alliés jusqu'au quatrième degré inclusivement, ni les clercs des notaires par lesquels les actes seront reçus.

Les témoins ne pourront être que du sexe masculin, âgés de 21 ans au moins.

Il sera fait un double original des testaments, ou bien si cette formalité n'a pu être remplie, à raison de l'état de santé du testateur, il sera dressé une expédition du testament pour tenir lieu du second original ; cette expédition sera signée par les témoins et les officiers ou fonctionnaires instrumentaires. Il y sera fait mention des causes qui ont empêché de dresser le second original.

Dès que cela sera possible, les deux originaux ou l'original et l'expédition du testament seront adressés séparément, et par courriers différents, sous plis clos et cachetés, au Ministre de la guerre ou de la marine, pour être déposés chez le notaire indiqué par le testateur, ou, à défaut d'indication, chez le Président de la chambre des notaires de l'arrondissement du dernier domicile.

Les testaments seront signés par le testateur, par ceux qui les auront reçus et par les témoins.

Un testament ne pourra être fait dans le même acte par deux ou plusieurs personnes, soit au profit d'un tiers, soit à titre de disposition réciproque et mutuelle.

L'officier ou le fonctionnaire instrumentaire n'omettront pas de donner lecture au testateur de son testament en présence des deux témoins.

Les docteurs en médecine, les officiers de santé et les pharmaciens qui auront traité un militaire ou tout autre personne employée à la suite de l'armée, pendant la maladie dont elle meurt, ne pourront profiter des dispositions entre-vifs, ou testamentaires, faites en leur faveur pendant le cours de cette maladie.

Sont exceptées les dispositions rémunératoires, faites à titre particulier eu égard aux facultés du disposant et aux services rendus.

Les mêmes règles seront observées à l'égard des ministres du Culte.

2° *Formalités à remplir en cas de décès. Hôpitaux auxiliaires de campagne. Actes de décès.* — Dans les hôpitaux auxiliaires de campagne des Sociétés d'assistance les fonctions d'officier de l'État civil sont remplies par le sous-intendant militaire, ou à défaut par le commandant d'étape dans le ressort duquel fonctionne l'hôpital.

L'acte de décès, rédigé sur l'attestation de deux témoins mâles et majeurs est inscrit après la lecture et signature des témoins et de l'officier de l'état civil sur un registre conforme au modèle n° 7, annexé au *Règlement du Service de santé en campagne.* Il énonce le lieu, l'année, le jour et l'heure où il est reçu ; les prénoms, nom, âge, profession et domicile de tous ceux qui y sont dénommés ainsi que la qualité des membres de la Légion d'honneur.

L'acte de décès est rempli, quant au nom, prénoms, corps, numéro matricule, etc., au moyen des indications du billet d'hôpital, ou, à défaut, par celles fournies par la plaque d'identité, dont tout militaire doit être porteur et qui contient les indications suivantes :

Au recto, le nom, le prénom usuel et la classe à laquelle l'homme appartient ; au verso, la subdivision de région et le numéro matricule du recrutement.

Cette plaque d'identité est en maillechort, elle se porte au cou au moyen d'un cordonnet. On doit l'enlever au cadavre, ainsi que son livret individuel et les faire parvenir, après que l'acte de décès a été établi, au bureau de comptabilité et de renseignements du ministère.

L'acte de décès doit mentionner si le militaire est mort sur le champ de bataille, ou des suites de blessures reçues en combattant l'ennemi, ou de maladies épidémiques ou endémiques, ou provenant des fatigues de la guerre, ou enfin des maladies ordinaires et dont la nature est spécifiée par le médecin qui a suivi le traitement.

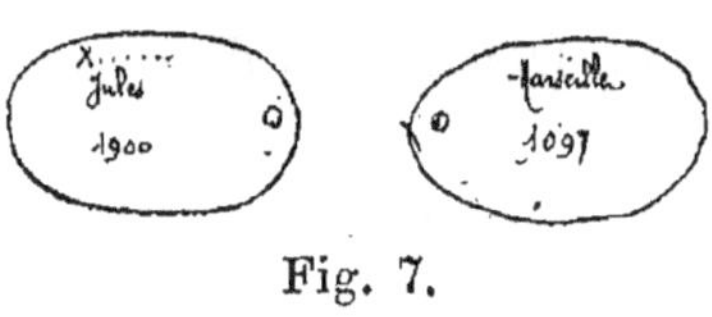

Fig. 7.

Dans tous les cas de mort violente (duel, suicide, etc.), ou de décès dans les prisons et maisons de réclusion, ou d'exécution à mort, il ne sera fait sur les registres aucune mention de ces circonstances.

Si l'acte de décès ne peut être établi, soit qu'il n'ait pas été possible de réunir le nombre de témoins, soit que les témoins ou l'un d'eux n'aient pas la capacité légale, l'officier de l'état civil dressera un procès-verbal relatant les déclarations qu'il aura reçues. Ce procès-verbal sera inscrit sur le registre des actes de l'état civil et une expédition en sera adressée au ministre.

Extraits mortuaires. — Pour chaque décès l'employé comptable de la formation sanitaire établit deux extraits mortuaires qu'il adresse sous pli recommandé, l'un au maire de la commune du dernier domicile du décédé, l'autre au bureau de comptabilité et de renseignements du ministère.

Hôpitaux auxiliaires du territoire. — Dans les hôpitaux auxiliaires du territoire on se conforme aux dispositions du Règlement du service de santé à l'intérieur.

L'employé comptable adresse, dans les vingt-quatre heures, à l'officier de l'état civil du lieu, une déclaration dont toutes les indications sont remplies ; la date de l'entrée à l'hôpital et celle du décès y sont inscrites en toutes lettres.

Successions. — L'employé comptable des formations sanitaires établit un bordereau en double expédition des sommes laissées par les décédés ; il en verse le montant, au nom des successions, entre les mains du payeur, au titre de la Caisse des dépôts et consignations, et retire pour chaque succession un récépissé distinct de ces versements.

Les effets appartenant au décédé, après avoir été désinfectés, les papiers, les valeurs, etc., sont emballés, séparément pour chaque succession, et envoyés au bureau de comptabilité et de renseignements.

Les effets du service de l'habillement et du campement sont versés, après désinfection, dans le magasin du service de l'habillement le plus proche, désigné par l'intendance.

Les armes sont versées au service de l'artillerie.

. *Inhumations.* — Il est fourni pour chaque décédé une bière et un suaire.

Les corps des décédés ne sont inhumés que sur l'autorisation préalable de l'officier de l'état civil, et vingt-quatre heures après le décès, à moins que, sur la demande des médecins, ce fonctionnaire n'en décide autrement.

L'emplacement [de la sépulture d'un militaire est indiqué au moyen d'une croix de bois peint, avec inscription du nom, de l'âge, du grade du décédé, du corps auquel il appartient, ainsi que la date du décès.

Cimetières. — Le premier soin est de choisir un terrain convenable, loin des fermes ou des points que l'on a choisis pour l'emplacement d'un hôpital de campagne ; on doit s'abstenir d'enterrer dans les lieux habités, comme du reste l'interdit le décret du 23 prairial, an XII.

En principe, un cimetière doit être situé en bas et non en haut par rapport à un lieu habité ; on doit éviter de l'établir près d'une route fréquentée, près d'une rivière, d'une source ou d'une chute d'eau ou dans tout endroit pouvant à un moment donné être inondé.

Les terrains secs, perméables, légèrement inclinés, dépourvus d'arbres sont choisis de préférence.

La nature du terrain a, en effet, beaucoup d'influence sur la décomposition des cadavres et on a classé les terres en trois catégories : 1° terres à décomposition rapide des matières animales (terrains siliceux et calcaires) ; 2° terres à décomposition lente (sols d'alluvion argileux ou argilo-calcaires).

La proximité de l'eau est à éviter, non seulement parce qu'il y a danger d'infecter l'eau potable, mais aussi parce que l'action de l'eau sur les cadavres retarde considérablement la putréfaction.

Le cadavre doit être au moins à deux mètres au-dessous du niveau du sol.

CHAPITRE X

Dans le cas où les Sociétés chargées de relever un hôpital de campagne temporairement immobilisé, ou de créer de toute pièce un hôpital auxiliaire de campagne, ne pourraient disposer d'approvisionnements suffisants, elles devraient demander à l'autorité militaire locale de faire procéder à des réquisitions.

Toute réquisition est adressée à la commune, elle est notifiée au maire. Toutefois, si aucun membre de la municipalité ne se trouve au siège de la commune, ou si une réquisition urgente est nécessaire sur un point éloigné du siège de la commune, et qu'il soit impossible de la notifier régulièrement, la réquisition peut être adressée directement par l'autorité militaire aux habitants.

Les ordres de réquisition et les reçus délivrés par les officiers, chargés de la réception des prestations fournies, sont détachés d'un carnet à souche.

Prestations pouvant être requises. — Est exigible par voie de réquisition :

1° Le logement chez l'habitant et le cantonnement pour les hommes et pour les chevaux, mulets, et bestiaux dans les locaux disponibles, ainsi que les bâtiments nécessaires pour le personnel et le matériel des services de toute nature qui dépendent de l'armée ;

2° La nourriture journalière des officiers et soldats logés chez l'habitant conformément à l'usage du pays ;

3° Les vivres et le chauffage pour l'armée ; les fourrages pour les chevaux, mulets et bestiaux : la paille de couchage pour les troupes campées ou cantonnées ;

4° Les moyens d'attelage et de transport de toute nature, y compris le personnel ;

5° Les bateaux et embarcations qui se trouvent sur les fleuves, rivières, lacs et canaux ;

6° Les moulins et les fours ;

7° Les matériaux, outils, machines et appareils nécessaires pour la construction ou la réparation des voies de communication en général, pour l'exécution de tous les travaux militaires ;

8° Les guides, les messagers, les conducteurs, ainsi que les ouvriers pour tous les travaux que les différents services de l'armée ont à exécuter.

9° Le traitement des malades ou blessés chez l'habitant ;

10° Les objets d'habillement, d'équipement, de campement, de harnachement, d'armement, de couchage, les médicaments et les moyens de pansement ;

11° Tous les autres objets et services dont la fourniture est nécessitée par l'intérêt militaire.

Lorsqu'il y a lieu de requérir le traitement des malades ou blessés, les maires fournissent des locaux spéciaux, et, à défaut, les répartissent chez les habitants : mais s'il s'agit de maladies contagieuses, ils doivent pourvoir aux soins à donner dans des bâtiments où les malades puissent être séparés de la population et qui, au besoin, sont requis à cet effet.

En cas d'extrême urgence et seulement sur les points

éloignés du centre de la commune, l'autorité militaire, peut requérir directement des habitants le soin des malades et blessés ; mais cette réquisition, faite directement, ne peut jamais s'appliquer à des malades atteints de maladies contagieuses.

Les habitants du pays qui porteront secours aux blessés seront respectés et demeureront libres.

Les Généraux auront pour mission de prévenir les habitants de l'appel fait à leur humanité et de la neutralité qui en sera la conséquence.

Tout blessé recueilli et soigné dans une maison y servira de sauvegarde.

L'habitant qui aura recueilli chez lui des blessés sera dispensé du logement des troupes, ainsi que d'une partie des contributions de guerre qui seraient imposées (article 5 de la convention de Genève).

Toutefois un article additionnel (n° 4 du 20 octobre 1868) spécifie que pour la répartition des charges, relatives au logement des troupes et aux contributions de guerre, il ne sera tenu compte, que dans la mesure de l'équité, du zèle charitable déployé par les habitants.

Les médecins des formations sanitaires qui auront requis le traitement des malades ou blessés chez l'habitant établiront un état nominatif, en double expédition, dont un exemplaire sera remis au maire de la commune, et l'autre adressé au médecin divisionnaire qui le fera parvenir au chef du service de santé des étapes.

CHAPITRE XI

INSTRUCTION POUR LE BLANCHISSAGE DU LINGE ET DES COUVER-
TURES DE LAINE

Le règlement sur le service de santé à l'intérieur, conseille de faire usage des procédés de blanchissage suivants :

Iº Linge.

Blanchissage du linge par la vapeur.

Le décrassage préalable du linge sale n'est pas nécessaire.

Le linge sale est tout d'abord essangé, c'est-à-dire trempé dans une solution alcaline dont le degré devra varier selon la nature du linge et son état de malpropreté, (carbonate de soude de 100 à 150 grammes, eau... 100 litres) il est ensuite placé sur des égouttoirs.

Cette opération, indispensable dans le système de blanchissage à la vapeur, pour préparer la saponification des corps gras dont le linge est imprégné, étant terminée, on le place dans des cuviers, où il repose sur un fond à claire voie. De nombreuses ouvertures sont ménagées dans la masse du linge au moyen de baguettes de bois,. les unes fixées contre les parois du cuvier, les autres

plantées dans le second fond. Un couvercle métallique
que l'on visse recouvre tout.

La vapeur d'eau produite dans la chaudière arrive par
la partie inférieure du cuvier, s'élève à travers le linge
qu'elle pénètre, peu à peu, y détermine la saponification
et retombe condensée au fond du récipient ; le linge est
soumis à l'action de la vapeur pendant une durée
moyenne de douze heures.

Le linge ainsi traité est parfaitement propre et sanifié ;
au sortir des cuviers il ne reste plus qu'à le savonner et
le rincer complètement à l'eau froide.

D'ailleurs le linge et les effets qui seraient dans un
trop grand état de malpropreté seraient trempés et coulés
à part. On aurait soin, dans ce cas, d'élever suffisamment le titre de la solution alcaline.

Blanchissage du linge par le coulage ordinaire.

Ce mode est le plus simple et n'exige pas une installation particulière.

Dans cette méthode on essange le linge à l'eau froide
pure, on le place dans un cuvier à double fond, pourvu
d'un robinet, puis on le recouvre d'un charrier, c'est-à-
dire d'une toile groissièrement tissée, sur laquelle on répand des cendres de bois à raison de 25 kilogrammes
environ pour 100 kilogrammes de linge. On verse sur
les cendres de l'eau tiède d'abord, puis portée progressivement jusqu'à l'ébullition ; elle s'écoule entraînant
avec elle les principes solubles, c'est-à-dire les sels de
potasse et de soude et agit comme la solution alcaline
dans le cas précédent, par la saponification des corps gras.

Le liquide lixiviel, recueilli à la partie inférieure du
récipient au moyen du robinet qui s'y trouve, est ren-
versé dans la chaudière et est utilisé de nouveau. On
continue ainsi jusqu'à ce que le liquide, à sa sortie du

cuvier, atteigne une température de 90 à 100 degrés nécessaire pour obtenir la saponification.

On procède ensuite au rinçage comme dans le cas précédent. A défaut de cendres on peut employer une solution de carbonate de soude.

On verse ce liquide comme dans le procédé par les
cendres, mais il est essentiel, chaque fois que l'on emploie du carbonate de soude pour la lessive, de le faire
dissoudre complètement avant de le mettre au contact
du linge : si l'on négligeait de prendre cette précaution
on s'exposerait à brûler les tissus que les cristaux de ce
sel viendraient à toucher.

Pour le linge gras, il est indispensable, de toujours le
tremper et le couler à part.

Il est bien entendu que la durée des diverses opérations, ci-dessus indiquées, varie selon l'état de malpropreté et la finesse plus ou moins grande du linge.

**IIº Linge à pansement et linge provenant de malades
atteints d'affections contagieuses.**

1° *Opérations préliminaires.*
Le linge à pansement ou le linge provenant de malades
atteints d'affections contagieuses devra, avant d'être
transporté à la buanderie, être plongé dans un liquide
désinfectant, consistant en une solution de chlorure
de zinc, à raison de 2 à 10 grammes de sel par litre d'eau.
On aura soin de mettre cette solution dans des baquets
en bois, à cause de l'action que le chlorure de zinc
exerce sur les métaux.

Après un séjour de quelques heures dans ce liquide,
le linge sera soigneusement exprimé et tordu pour être
ensuite blanchi.

Le liquide désinfectant, ayant servi, sera versé à l'égout et les baquets seront soigneusement nettoyés.

2° *Blanchissage.* ___

Le linge à blanchir est placé dans une chaudière contenant une solution alcaline, que l'on fait bouillir pendant un certain temps.

Le linge est ensuite savonné et rincé à l'eau froide.

III° Linge fortement taché.

Le linge fortement taché, que le lessivage ordinaire, ne pourrait pas rendre propre, est séparé du linge ordinaire par un triage méthodique, fait au moment de l'essangeage.

Les taches sont recouvertes de savon noir en pâte autant que possible. Ce travail doit être fait avec soin, pièce par pièce, dès qu'il est terminé, le linge est mis à tremper dans un cuvier rempli d'eau tiède (26 à 30 degrés) dans laquelle on a préalablement fait fondre des cristaux de soude.

Laisser macérer le linge pendant 24 heures, ou mieux pendant 36 heures, le faire agiter, de temps en temps, dans le cuvier, au moyen d'une perche dont le bout sera arrondi, afin d'éviter les déchirures que cette manœuvre pourrait occasionner. Après cette macération, retirer le linge du cuvier, le frotter à la main rapidement à l'endroit des taches et l'encuver ensuite avec le linge ordinaire pour le remettre au coulage habituel.

Si quelques taches résistaient à ce procédé, il faudrait faire macérer de nouveau le linge maculé dans une solution alcaline tiède, identique à la première et au lieu de le couler, le faire bouillir dans une marmite pendant trois heures environ avec l'eau de la macération.

La marmite employée pour cette opération doit contenir assez d'eau pour que le linge y flotte, et celui-ci doit y être agité par intervalles : au sortir de la marmite, il doit être savonné à l'eau chaude et rincé ensuite.

Ce procédé est assez énergique pour enlever toutes les taches, sauf celles qui sont considérées comme indélébiles, c'est-à-dire les taches de rouille et de certains médicaments.

IV° Effets en flanelle

Le dégraissage des effets en flanelle comprend les opérations suivantes ; le trempage, le savonnage, le rinçage et le séchage.

1° *Trempage*. — Prendre les pièces de flanelle une à une, les développer, mouiller les parties les plus encrassées (cols, poignets, épaules) et passer sur ces parties une légère couche de savon ; les plonger dans une eau savonneuse (15 à 20 grammes de savon par litre d'eau) d'une température de 25 à 30 degrés, laisser macérer les flanelles dans cette solution de 20 à 30 minutes environ.

2° *Savonnage*. — Après cette macération, reprendre les pièces une à une, les savonner et les frotter à la main, avec l'eau même du trempage ; le frottage sera plus énergique sur les parties maculées que sur les autres ; l'emploi de la brosse et du battoir est interdit, le savon employé doit être du savon blanc dur, dit de Marseille.

3° *Rinçage*. — Au fur et à mesure que les pièces sont savonnées et suffisamment frottées, les soumettre à la pression des mains, les développer, les plonger et les laisser séjourner un moment dans un récipient contenant assez d'eau pure et tiède (26 à 30 degrés) pour qu'elles y flottent, les reprendre une à une, les rincer et les presser à la main pour les débarrasser le plus possible de l'eau savonneuse qu'elle peut encore retenir.

Recommencer ensuite toute l'opération, deux rinçages au moins étant nécessaires.

4° *Séchage.* — Le séchage s'effectue soit dans un séchoir couvert, soit à découvert, en ayant soin de ne pas exposer les flanelles à un soleil trop ardent.

Le séchage par l'air chaud doit être évité.

En étendant les effets en flanelle sur les tringles du séchoir, il faut avoir soin de les étirer dans tous les sens et particulièrement dans le sens de la largeur.

Ce procédé de dégraissage donne d'excellents résultats au point de vue du nettoyage et de la conservation des effets.

V° Couvertures de laine.

Dans le cas où les couvertures de laine ne pourraient pas être foulonnées, il serait procédé à leur blanchissage par les moyens ci-après :

Lavage. — Pour dix couvertures : faire fondre 1 kil. 700 de savon de Marseille dans dix litres d'eau bouillante ; faire fondre également dans un peu d'eau bouillante 1 kilogramme de cristaux de soude.

Verser les deux dissolutions obtenues dans 125 litres d'eau tiède contenue dans un cuvier.

Dans un grand baquet ou dans un petit cuvier, placer deux couvertures ayant été préalablement trempées dans de l'eau claire froide et ayant ensuite reçu quelques coups de battoir.

Verser sur ces deux couvertures 25 litres de liquide savonneux.

Faire piétiner ces deux couvertures par deux hommes pendant quinze minutes, en les retournant deux fois au moins pendant ce travail. Lorsque les couvertures sont ainsi suffisamment nettoyées et lavées, les retirer en les débarrassant de la plus grande partie de l'eau sale, par la pression des mains, les jeter dans un bassin de rinçage.

L'eau sale des deux premières couvertures étant jetée, recommencer la même opération, avec deux autres couvertures et ainsi de suite jusqu'à épuisement.

Les couvertures jetées dans le bassin sont bien rincées et battues ; on les repasse au besoin dans un second bassin.

Le rinçage étant terminé, retirer les couvertures sans les presser, les plier en huit dans le sens de leur longueur, raies sur raies, les placer ainsi sur trois bancs les unes à côté des autres, le milieu sur le banc du milieu, les raies rouges sur les deux autres bancs. Laisser égouter toute la nuit, avant l'opération du soufrage.

Les taches qui n'auraient pu être enlevées par le lavage seront frottées avec un peu d'acide hydrochloreux, puis rincées immédiatement. Toutes les taches doivent disparaître par ce procédé, moins les taches de sang qui résistent à tous les agents.

Les taches de sang sont évitées du reste, si l'on observe de laver le sang frais, à l'eau froide aussitôt que les taches se produisent.

Observation importante ; il peut arriver à la sortie du bain savonneux que les raies rouges subissent un commencement d'altération, appelé coulage.

Pour éviter ce coulage, il est nécessaire, à la sortie du bain savonneux et avant le rinçage, d'étendre les couvertures sur une table et de les épreindre fortement ; on les rincera ensuite.

Si, à la sortie du bain de rinçage, le coulage n'était pas arrêté, il y aurait lieu de précipiter les couvertures dans un bain de 400 grammes d'acide sulfurique, dilué dans 130 litres d'eau froide.

Cette préparation devra être assez acidulée pour piquer la langue.

Retirer les couvertures de ce bain, les rincer de nouveau et faire sécher.

Le coulage devra être arrêté et les raies rouges devront avoir repris toute leur vigueur.

Quand cette opération aura été employée, il ne sera pas nécessaire de passer les couvertures au soufre.

Soufrage.

On ne saurait apporter trop de soin à cette opération.

Avoir une chambre bien close, n'ayant autant que possible qu'une ouverture.

Dans cette chambre disposer, à 2 mètres du sol, autant de barres d'étendage en bois de sapin qu'il est nécessaire pour recevoir les dix couvertures étendues à plat dans leur longueur.

Placer les couvertures mouillées de telle sorte que les raies rouges soient à cheval sur les barres sans former aucun pli.

L'opération réussira d'autant mieux que les couvertures retiendront plus d'eau.

Les couvertures étant étendues, placer dessous cinq à six réchauds contenant ensemble 2 kilogrammes de soufre en canons, dont les plus gros morceaux auront été brisés. Les vases seront espacés de manière que les gaz sulfureux puissent se répandre également.

Allumer le soufre et fermer hermétiquement la porte en collant du papier sur tous les joints.

Les autres ouvertures, s'il y en avait, devraient être obstruées de la même manière : laisser les couvertures sous l'action du soufre environ vingt-quatre heures ; ouvrir avec précaution et laisser aérer le local, pendant deux heures au moins, avant d'y pénétrer.

Rincer les couvertures à l'eau froide bien claire, pour enlever l'odeur du soufre et laisser sécher.

Les couvertures, parfaitement sèches, seront brossées avec une brosse dure.

L'opération est terminée avantageusement, quand on le peut, en faisant subir aux couvertures une pression quelconque. Cette pression est inutile quand les couvertures doivent être empilées à plat.

Les couvertures grises ne seront jamais passées au soufre.

Observation. — Lorsque le local dont on dispose pour le soufrage est trop exigu pour pouvoir étendre les couvertures à plat sur les barres, celles-ci pourront être plus rapprochées les unes des autres et les couvertures y seront placées à cheval par le milieu.

En ce cas, les barres devront avoir au moins 15 centimètres de largeur, de manière que le soufre puisse pénétrer plus facilement dans les couvertures, et elles seront placées à une hauteur suffisante, pour que le bas des couvertures, les plus longues, arrive à un mètre du sol.

CHAPITRE XII

Mesures préventives.

Les mesures à prendre pour prévenir les incendies
dépendent en grande partie de la situation de l'établissement par rapport aux bâtiments environnants, de la
disposition particulière des locaux et de la nature des
opérations qui s'y exécutent, il convient dès lors que les
mesures dont il s'agit soient spéciales pour chaque établissement.

Il appartient aux Directeurs, Directrices et Médecins-
chefs des hôpitaux auxiliaires de se conformer aux con-
signes détaillées que posséderont les établissements mis
à leur disposition, ou bien, s'il n'existait pas de consigne, d'étudier et d'arrêter avec l'aide de gens compé-
tents, si possible, les mesures propres à prévenir un incendie.

Mesures extérieures.

S'il existe à proximité de l'hôpital auxiliaire des établissements industriels dont l'exploitation puisse pré-

(1) *Règlement sur le service de santé à l'intérieur.*

senter des dangers permanents, on prend les meilleures précautions possibles pour atténuer le péril résultant de leur voisinage.

Les gardiens de la porte d'entrée empêchent d'introduire des matières inflammables, telles que allumettes chimiques, etc. Ils saisissent dans tous les cas ces matières, qu'elles aient été déclarées ou non. Ils ne laissent entrer dans l'établissement que des allumettes dites au phosphore amorphe.

Ramonage de cheminées.

Les Directeurs, Directrices ou Gestionnaires des établissements hospitaliers signalent en temps opportun les ramonages des cheminées qui peuvent paraître utiles.

Précautions à prendre à l'intérieur.

Les infirmiers et infirmières veillent avec le plus grand soin à ce que les malades n'aient à leur possession que des allumettes dites au phosphore amorphe ; il leur est également défendu d'employer d'autres allumettes.

La défense de fumer dans les salles et dans les divers locaux de l'hôpital est générale. Un écriteau : « Défense de fumer », est placé d'une manière très apparente dans toutes les chambres.

Les infirmiers et infirmières parcourent, plusieurs fois par jour, tous les locaux pour s'assurer que les feux sont menés avec prudence, qu'aucun objet mobilier, aucun effet d'habillement n'est trop rapproché des cheminées ou des poêles. Après les travaux de la journée, ils passent dans la cuisine ou dans la pharmacie, exa-

minent si les feux sont éteints et si les seaux sont
remplis d'eau.

Pendant la nuit ils exercent la même vigilance.

Entretien des réserves d'eau pour combattre un commencement d'incendie.

Dans les localités pourvues d'une distribution d'eau,
il est établi en nombre suffisant, et à proximité des bâtiments, des bouches d'eau pour l'alimentation des
pompes : on peut également installer, dans l'intérieur
des bâtiments, des colonnes montantes avec robinets de
prise d'eau aux étages, dans le but d'éteindre, à l'intérieur, un commencement d'incendie.

A défaut de ces moyens, des tonneaux ou des baquets
ainsi que des seaux, en nombre suffisant pour éteindre,
au besoin, un commencement d'incendie, sont entretenus constamment pleins d'eau, à portée de la cuisine,
de la pharmacie et des locaux les plus susceptibles, par
la nature des opérations qui s'y exécutent, d'être incendiés. En hiver, et dans les pays froids, on a soin de
préserver de la gelée les bouches d'eau et les pompes
des puits avec de la paille.

Tout le personnel, attaché à l'hôpital, doit connaître
exactement l'emplacement des bouches d'eau et robinets ainsi que celui des seaux d'incendie.

Mesures à prendre en cas d'incendie à l'hôpital.

Dans le cas où le feu prendrait pendant la nuit dans
une partie de l'établissement, un des membres du personnel de garde ferait immédiatement prévenir l'employé-comptable ou la secrétaire, les plantons, le gar-
dien de la porte d'entrée.

Les infirmiers éveillés se réunissent, prêts à exécuter tous les ordres donnés par la Direction.

Le poste militaire ou des sapeurs-pompiers est prévenu aussitôt.

L'homme de service, chargé de l'éclairage, afin d'éviter toute explosion, ferme, s'il y a lieu, la conduite qui distribue le gaz aux bâtiments incendiés.

S'il existe des bouches d'incendie, elles sont ouvertes immédiatement, en commençant par les plus proches du bâtiment incendié.

Tous les bidons, arrosoirs et récipients existant dans les divers services sont emportés sur le lieu de réunion par les infirmiers de ces services, à l'exception des seaux de premier secours.

Les malades valides sont invités à se joindre aux membres du personnel. En procédant ainsi et en attendant les secours extérieurs, on peut combattre le sinistre au début.

Si le feu menaçait les salles occupées par les malades, on devrait avant tout faire enlever les malades impotents, et les placer dans d'autres salles ou d'autres bâtiments.

Quelle que soit l'importance du matériel, on ne cherche à le sauver qu'après que les malades ont été mis à l'abri.

Aussitôt que les autorités et les sapeurs-pompiers sont arrivés sur les lieux, l'initiative des dispositions à prendre leur appartient complètement, et le personnel d'hôpital se soumet ponctuellement à leur direction. Toutefois le sauvetage des malades reste exclusivement dans les attributions du personnel médical et administratif de l'hôpital.

Incendie dans le voisinage de l'hôpital.

Si un incendie éclate dans le voisinage de l'hôpital, l'employé-comptable ou le Secrétaire font prévenir le Directeur ou la Directrice, le Médecin-chef et le Commandant d'armes et prennent toutes les mesures nécessaires pour parer au danger.

CHAPITRE XIII

TENUE DES REGISTRES. — ÉTAT INDICATIF DES PIÈCES ET
IMPRIMÉS A FOURNIR. — CORRESPONDANCE ET MODÈLES

Les registres tenus dans les hôpitaux auxiliaires du
territoire sont les suivants :

1° Registre du contrôle du personnel.

2° Registre de correspondance.

3° Registre des militaires non catholiques.

4° Registre des entrées.

5° Registre à souche de dépôts de valeurs.

6° Registre des dépôts d'effets et d'objets. .

7° Registre des décès.

8° Carnet des successions et des effets ou armes en
dépôts.

9° Registre des dons en argent.

10° Registre des dons en nature.

11° Registre des recettes et dépenses.

Pour l'hôpital auxiliaire de campagne, il sera ajouté
à cette liste le carnet de réquisitions.

Etat indicatif des pièces et imprimés à fournir.

Les diverses pièces que doit fournir l'administration
des hôpitaux auxiliaires ont été réunies dans un tableau
synoptique ; il a paru utile d'y joindre la destination

qui doit leur être donnée, le nombre des expéditions devant être fournies, la date de l'envoi et la désignation des signatures dont elles doivent être revêtues : deux colonnes, qui indiquent les articles du Règlement à consulter et les numéros de ces pièces et états complètent toutes les indications nécessaires.

Articles du Règlement	Numéros des modèles	Désignation des pièces	Date de l'envoi
34	7	Situation journalière des malades	tous les jours
34	7	id.	id.
77	17	Etat nominatif des sortants du lendemain	id.
33	6	Etat nominatif de mutation des malades entrés	tous les 5 jours
33	6	Etat nominatif de mutation des malades sortis	id.
35	8	Compte trimestriel en journées	fin trimestre
53	14	Cahiers de visite	mensuellement
40	10	Bulletin d'avis d'admission	jour de l'entrée d'urgence d'un malade
80	9	Billet de sortie (Billet d'hôpital complété)	jour de la sortie du malade
84	18	Feuille d'évacuation	jour de l'évacuation
89	19	Avis télégraphique d'un décès	immédiat. après le décès
90	10	Avis du décès	id.
91	20	Déclaration de décès	dans les 24 h. qui suivent le décès
96	22	Extr. du registre des décès	sans délai
96	22	id.	mensuellement
100	24	Bordereau des sommes laissées par le décédé	Après décès
100	25	Etats des mandats ou bons de poste	id.
100	26	Relevé de succession	id.
31	»	Etat des dépenses effectuées pendant la semaine écoulée	hebdomadt
31	»	Etat des dépenses prévues pour la semaine suivante	id.

Nombre des expéditions	Destination	Direction	Médecin-Chef	
1	Autorité militaire locale	»	|	»
1	Médecin-chef militaire dont relève l'hôpital	»	|	»
1	Autorité militaire locale	»	|	»
1	Bureau de comptabilité	—	|	»
1	et de renseignements	—	|	»
2	Directeur régional du Service de Santé	—	|	Délégué régional
2	Bureau de comptabilité et de renseignements	—	|	»
1	Autorité militaire locale	»	|	»
1	Malade lui-même ou corps de troupe	»	|	»
1	Officier attaché à l'évacuation	»	|	Com^{dant} d'Armes
1	Maire de la commune où habite la famille du décédé	»	|	»
1	Commandant d'Armes et Commandant de Corps	»	|	»
1	Officier de l'Etat civil	»	|	»
1	Maire de la commune où le décédé a eu son dernier domicile	»	|	»
1	Directeur du Service de Santé	»	|	»
2	Caisses du Trésor	—	|	»
1	Receveur des Postes	—	|	»
2	Bureau de comptabilité et de renseignements	—	|	»
1	Comité directeur	—	|	»
1	id.	—	|	»

Correspondance. — La correspondance avec l'autorité militaire peut revêtir plusieurs formes : le papier écolier est le format réglementaire.

1° *Lettre*. — Au-dessous de l'en-tête indiquant le nom de la Société, il faut placer la formule suivante.

« Le directeur ou le Médecin-chef de l'hôpital auxiliaire de B... au général commandant la place de... ou bien... à monsieur le directeur du service de santé du 6ᵉ corps d'armée ». Au-dessous de cette formule et tout à fait à gauche de la page, on place le numéro correspondant du registre de correspondance, et en dessous le mot « Objet » à côté duquel on résume en quelques mots le contenu de la lettre. Puis on continue de la façon suivante : « Mon général » ou bien « Monsieur le Directeur »

« J'ai l'honneur de... »

Cette lettre ne se termine par aucune formule de politesse ; elle porte seulement la signature de celui qui écrit.

2° *Note de Service*. — En général, dans les relations militaires, la « Note de Service » est employée de supérieur à inférieur ou d'égal à égal. L'inférieur écrivant à un supérieur écrit toujours sous forme de lettre.

La note de service se rédige de la façon suivante :

Paris, le...

(Nom de la Société)

HOPITAL AUXILIAIRE DE B...

Le directeur ou le Médecin-chef du dit hôpital à Monsieur le Commandant du détachement de... (nom de la localité).

N° 21

OBJET :
Literies à réquisitionner

Le Directeur ou le Médecin-chef a l'honneur de faire connaître, etc.

Signature.

Parfois on emploie un format spécial, la réponse est écrite à côté de la demande.

Paris, le...

(Nom de la Société)

HOPITAL AUXILIAIRE DE...

Le Directeur du dit hôpital à monsieur le Commandant du détachement à...

X...

DEMANDE	RÉPONSE
N° 601.	N° 537.
Le directeur de l'hôpital de... a l'honneur de prier monsieur le Commandant...	En réponse à la demande ci-jointe le commandant de ... a l'honneur de faire connaître que...

3° *Rapport.*

(*Nom de la Société*)

HOPITAL AUXILIAIRE DE...

Rapport du docteur X... Médecin-chef du dit hôpital sur le cas du soldat X... atteint d'aliénation mentale...

N°

OBJET :

Au sujet du cavalier X... atteint d'aliénation mentale.

Le Cavalier X... en traitement à l'hôpital auxiliaire de... etc...

CHAPITRE XIV

Les hôpitaux auxiliaires de campagne faisant partie du service de l'arrière, il est indispensable de consacrer un chapitre à la lecture des cartes.

Echelles. — La carte étant l'image du terrain en petit, toutes les dimensions du terrain représenté ont dû être réduites dans une certaine proportion fixe et convenue d'avance. L'échelle est précisément le rapport existant entre les lignes de la carte et les dimensions réelles du terrain qu'elles représentent.

Si, par exemple, on convient que 1 mètre du terrain sera représenté sur le papier par une longueur de un millimètre, c'est-à-dire par une longueur mille fois plus petite, le rapport de ces deux longueurs est de 1 à 1.000 et l'échelle est dite au millième, on l'écrit au $\frac{1}{1\,000}$; le numérateur est toujours l'unité métrique et le dénominateur la longueur correspondante du terrain représenté. Ainsi dans la carte de $\frac{1}{1\,000}$ un mètre de la carte représente 1.000 mètres ou un kilomètre du terrain : un millimètre de cette même carte vaut un mètre de terrain.

La carte de l'Etat Major français est au $\frac{1}{80\,000}$ (un millimètre de la carte vaut 80 mètres de terrain.

Si l'on mesure, par exemple, sur cette carte 4 milli-

mètres et que l'on désire connaître la longueur correspondante du terrain on fera le petit problème suivant :

1 mètre de la carte = 80.000 mètres du terrain.

$0^m,001$ —   = 80 mètres.

$0^m,004$ —   = 80×4 = 320 mètres.

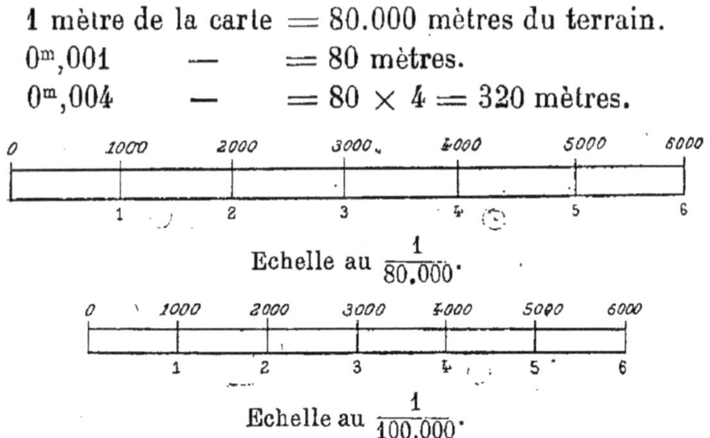

Planimétrie. — Le mot planimétrie sert à désigner les
opérations au moyen desquelles on obtient la représentation des objets du terrain, abstraction faite de leur relief.

On appelle aussi planimétrie ces mêmes objets représentés sur la carte par leur projection sur un plan horizontal ; c'est donc l'ensemble des voies de communication, cours d'eau, lieux habités, divisions de cultures.

Pour figurer ces différents objets sur la carte, on a
admis des signes conventionnels, qui sont à peu près
les mêmes pour toutes les cartes et dont les dimensions
varient suivant l'échelle adoptée. Ces signes conventionnels reproduisent, autant que possible, l'aspect des
objets qu'ils représentent, de façon que la carte ait la
physionomie du terrain lui-même.

Nous allons passer successivement en revue les principaux détails du terrain et indiquer la manière dont on
les représente.

Eaux courantes. Manière de les représenter.

Les espaces occupés par les eaux sont définis par
des lignes qui en limitent les contours ; s'il s'agit de

fleuves et de rivières, ces lignes sont deux traits figurant les rives et plus ou moins écartés, suivant la largeur du cours d'eau et l'échelle (*fig.* 9); l'intervalle compris entre ces deux traits est rempli par d'autres traits continus dont l'intensité diminue et l'écartement augmente à mesure qu'on s'éloigne des bords. Une ancre

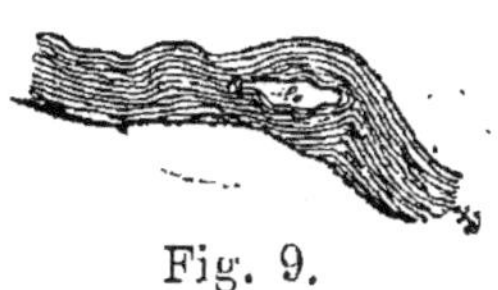

Fig. 9.

indique le point où un cours d'eau devient navigable.

Si la largeur du cours d'eau et l'échelle ne comportent pas deux traits, le cours d'eau est indiqué par un trait seul, allant en grossissant de la source au confluent.

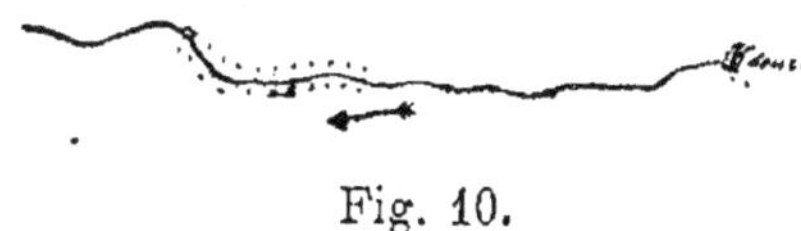

Fig. 10.

Les arbres qui les bordent sont figurés par des points (*fig.* 10).

Les canáux navigables sont représentés par un gros trait plein et de chaque côté un trait léger marque les chemins de halage (*fig.* 11).

Les canaux d'irrigation sont marqués dar un simple trait.

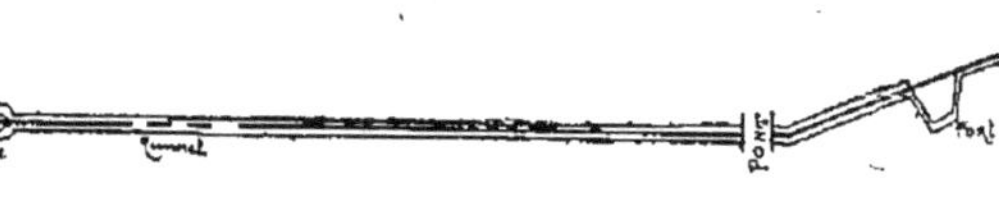

Fig. 11.

Les digues qui bordent les canaux, la mer, les cours d'eau sont figurées par deux traits fins parallèles, accompagnés de hâchures fines représentant les talus (*fig.* 12).

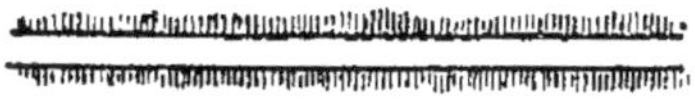

Fig. 12.

Eaux stagnantes. — Les lacs et étangs, mares et bassins artificiels de petites dimensions sont représentés par des hâchures horizontales (*fig.* 13).

Les marais sont représentés par des hâchures fines, horizontales, interrompues de place en place et semées de touffes d'herbe (*fig.* 14).

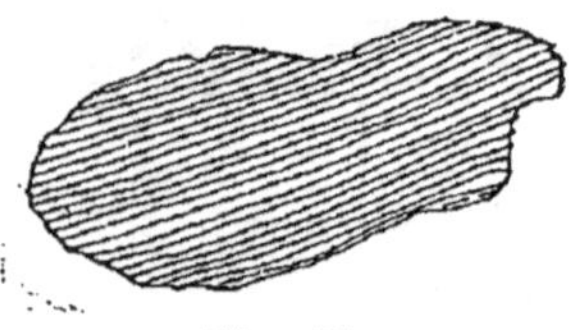

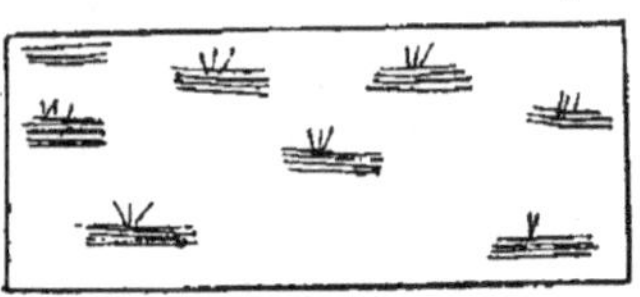

Fig. 13.   Fig. 14.

Moyens usités pour franchir les eaux.

Dans la carte au $\frac{1}{80\,000}$ les ponts sont indiqués par deux petits traits, les lacs, gués par la notation en toutes lettres.

Voies de communication.

On représente les routes nationales par deux doubles traits, ou par deux traits simples, suivant l'échelle, le trait intérieur un peu plus fort (*fig.* 15).

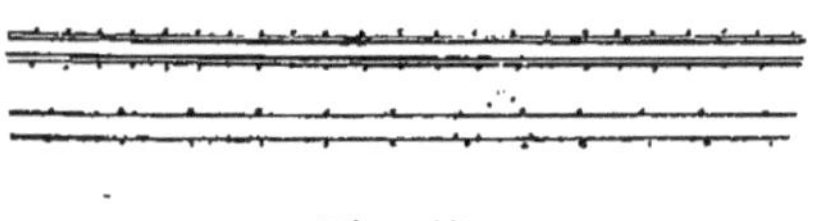

Fig. 15.

Les arbres sont indiqués par des points placés le long du trait extérieur.

Les routes départementales sont représentées par deux traits fins plus rapprochés.

En règle générale, tous les chemins marqués sur la carte au $\frac{1}{80\,000}$ par deux traits continus, ont une largeur d'au moins six mètres, entre les fossés, et sont carrossables et praticables en toute saison : tous ceux dont l'entretien n'est pas assuré, sont indiqués soit par un trait plein et un pointillé, soit par deux pointillés ou par un simple trait, suivant leur largeur.

Les sentiers sont représentés par un seul trait ou un seul pointillé.

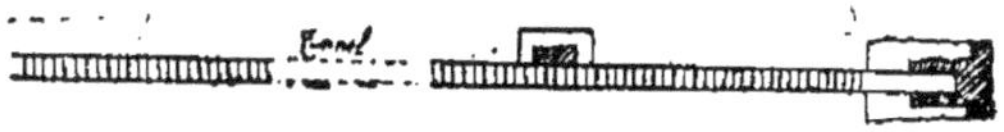

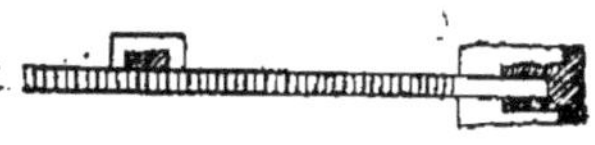

Fig. 16.

Chemins de fer. — On les représente par deux traits fins parallèles coupés par des traits perpendiculaires (*fig.*16).

Lieux habités. — Au $\frac{1}{80\,000}$ une maison isolée est figurée par un petit rectangle noir, une église par un petit cercle.

Les bourgs, villes qui sont des agglomérations de maisons plus considérables sont représentés par les routes qui les traversent, les rues qui les divisent, autour desquelles se groupent les maisons et pâtés de maisons, qui sont teintés de hachures : On marque encore sur les cartes, les puits, sources, fontaines importantes, les cimetières figurés par un rectangle, à l'intérieur duquel sont de petites croix (*fig.* 17).

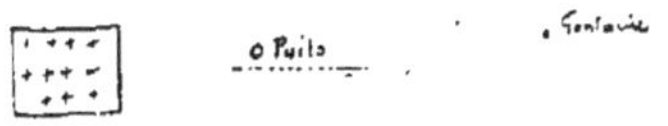

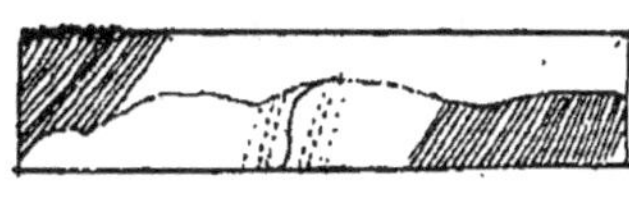

Fig. 17.

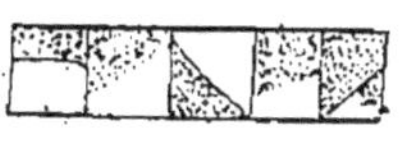

Fig. 18.

Cultures. Vignes. — Pointillé très rapproché (*fig.* 18).

Pics. — Éléments de lignes parallèles et très serrés (*fig.* 19).

Vergers. — Points de grosseur moyenne, disposés en quinconce (*fig.* 19).

Terrains boisés. — Un feuillet plus épais vers la lisière et aux abords des chemins.

Fig. 19.

Sables.—Pointillé rond, léger, plus serré vers le rivage:

Signes conventionnels pour les limites du territoire :

(Carte de France).

Limite d'État :   + — + — + — + — +
Limite de département :   — — — — — — —
Limite d'arrondissement : — . — . — . — . — . —
Limite de canton :   . . ● . . ● . . ● . . ● ● . .
Limite de commune :   . . . .

Figuré du terrain au moyen des courbes. — On a supposé le terrain coupé par des plans horizontaux ayant tous entre eux la même distance verticale.

L'intersection de ces plans avec la surface du sol détermine une série de courbes horizontales, ou courbes de niveau et c'est la projection horizontale de ces courbes qui sert à figurer le modèle du terrain.

Ces courbes étant horizontales, il est d'abord évident que tous les points de chacune d'elles sont à la même hauteur au-dessus du niveau de la mer, autrement dit, sont à la même côte. Il suffit donc d'avoir la côte de l'un d'eux pour avoir la côte de la courbe tout entière ou mieux encore la distance verticale de ces courbes étant uniforme, quand on a la côte de l'une d'entr'elles on peut déduire la côte de toutes les autres.

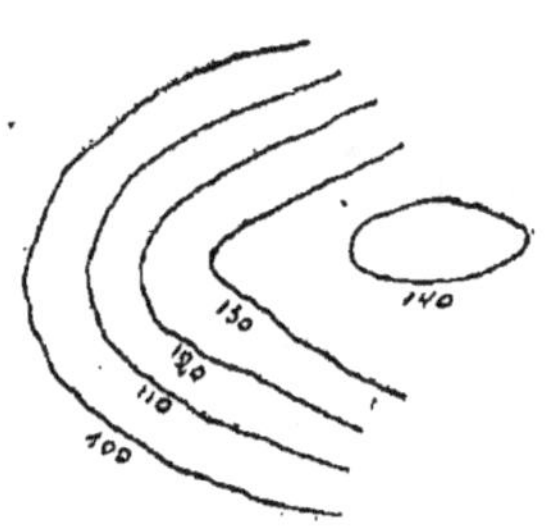

Fig. 20.

Si la courbe la moins élevée est côtée 100 (fig. 11), et qu'elles aient entre elles 10 mètres de distance, les autres courbes seront côtées 110, 120, 130 jusqu'à la courbe la plus élevée qui sera côtée 140.

L'idée d'une inondation générale fait comprendre comment on peut se figurer ces courbes tracées sur le terrain. Si le niveau des eaux de la mer venait à s'élever successivement, à chaque crue, les lignes qui formeraient sur toute l'étendue du terrain le nouveau rivage seraient précisément les courbes de niveau.

C'est donc avec la projection horizontale de ces courbes, aidée des côtes des principaux points du sol, que l'on exprime sur la carte la forme et le relief du terrain.

Equidistance. — Les plans par lesquels on coupe d'une façon imaginaire la surface de la terre, étant espacés verticalement de la même quantité, c'est cette distance invariable qui a été appelée en topographie, équidistance.

On appelle équidistance graphique, l'équidistance naturelle réduite à l'échelle de la carte ; si par exemple les courbes du terrain sont espacées verticalement de 20 mètres, à l'échelle de $\frac{1}{10.000}$, cette équidistance devient sur la carte $0^m,002$.

Etant donné l'échelle d'une carte et par suite l'équidistance, l'écartement de deux courbes permet de trouver la pente du terrain entre ces deux courbes ; plus elles se rapprochent, plus la pente est raide et inversement quand elles s'écartent.

Représentation d'un mamelon, d'un col, d'une vallée.

Le mamelon, formé de deux croupes adossées, (*fig.* 21)

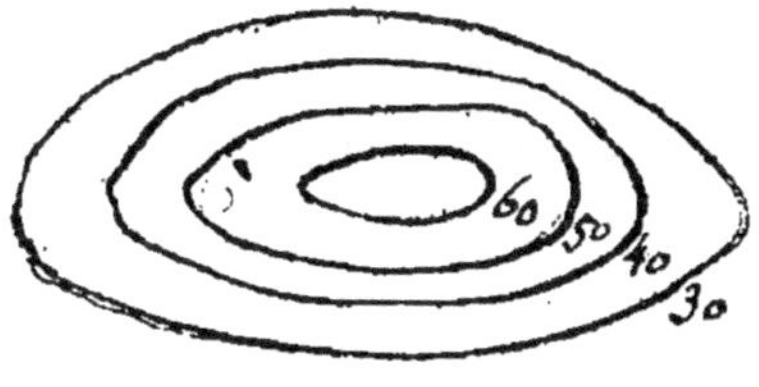

Fig. 21.

est représenté par des courbes fermées. Une côte indique ordinairement le point le plus élevé ; la base en est marquée par une courbe, qui peut être très éloignée d'autres courbes, auquel cas le mamelon est isolé au milieu d'une plaine, ou très rapprochée de courbes voisines, ce qui indique que le mamelon fait partie d'un, terrain mouvementé.

Les côtes seules peuvent fixer sur le sens de la pente : dans le cas du mamelon, c'est la courbe enveloppée qui a la côte la plus élevée : dans le cas de l'excavation, c'est le contraire.

Col. — Le col est formé par l'intersection de deux croupes ; il se trouve au point le plus bas de la ligne de faîte, qui passe par deux sommets voisins B A, et au point le plus élevé de la ligne qui réunirait les thalwegs de

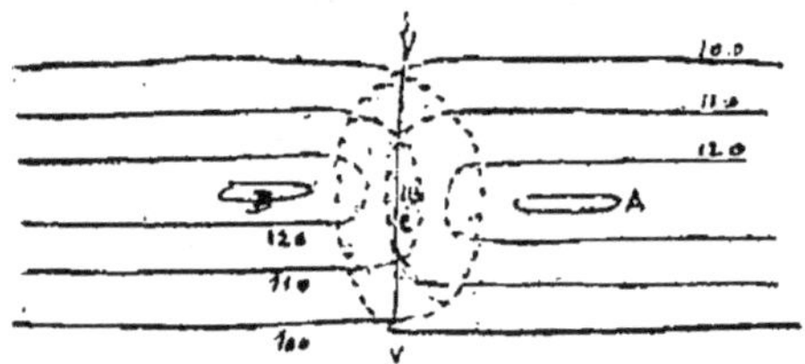

Fig. 22.

deux vallées VV', opposées par le sommet (fig 22). Les deux croupes en se rencontrant forment le col C.

Figuré du terrain au moyen de hachures. — Il existe encore un autre mode de représentation qui fait mieux saisir le relief, et donne à l'œil une impression plus vive des formes ; c'est le figuré par les hachures : ce sont des lignes tracées perpendiculairement aux courbes, limitées à ces courbes, et d'autant plus grosses qu'elles sont plus rapprochées. Les teintes sont d'autant

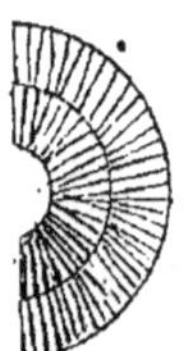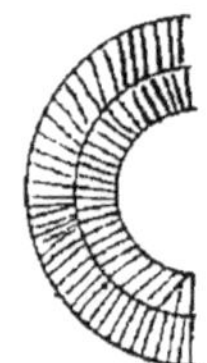

Fig. 23.

plus foncées que la pente est plus raide, d'autant plus claires que la pente est plus douce.

Escarpements, Rochers. — Les escarpements, comme les talus, qui bordent les routes et les rivières très encaissées se représentent par des hachures effilées, en forme de points d'exclamation, coupées par quelques traits irréguliers, très marqués, qui figurent les déchirures du sol.

Le figuré des rochers tient beaucoup du dessin d'imitation ; leurs faces sont représentées par des hachures et leurs arêtes par des traits noirs irréguliers, les crevasses, qu'ils laissent entre eux, par des noirs plus intenses.

Étude de la carte. — On cherche d'abord à y reconnaître les détails de la planimétrie : les grandes routes, les chemins de grande communication, les cours d'eau, les vallées qu'ils parcourent, les lignes de fer ; on mesure les distances à l'aide de l'échelle.

On passe ensuite à l'étude du nivellement, en commençant par déterminer l'équidistance correspondant à l'échelle qu'on a sous les yeux.

De la direction générale des eaux et des grands mouvements de terrain on passe à l'étude des croupes, mamelons, vallons.

De l'étude de la carte considérée en elle-même, on passe à la comparaison de cette carte avec le terrain qu'elle représente.

La première opération à faire est d'orienter sa carte, c'est-à-dire de la mettre dans une position telle que les lignes de la carte soient dans la direction des lignes du terrain.

Dans la carte de France les côtés horizontaux du cadre sont dans la direction E-O, les côtés verticaux dans la direction N-S ; il suffit donc de placer sa carte de manière que les derniers soient dans la direction du Nord pour avoir sa carte orientée.

Cela fait, on part d'un point connu qui sera par exemple l'église du village où l'on se trouve, et l'on chemine sur la route que l'on se propose de reconnaître.

On mesure les distances parcourues au pas ou autrement, et on les reporte sur la carte à l'aide de l'échelle ; on sait donc toujours à quel endroit on se trouve.

On remarque sur la route les détails de la planimétrie, tels que ponts, cours d'eau, maisons isolées, etc... qui s'y rencontrent.

A droite et à gauche de la route, on compare les mouvements du terrain avec le nivellement de la carte.

Des divers moyens d'orientation. — S'orienter c'est savoir dans quelle direction l'on se trouve par rapport à la méridienne, ou autrement la ligne N-S.

On peut reconnaître la direction du Nord par trois moyens :

1° Au moyen du soleil.

2° Au moyen de l'étoile polaire.

3° Au moyen de la boussole.

Orientation au moyen du soleil. — Le soleil à midi est au point le plus élevé de sa course et se trouve à ce moment dans la direction du sud. L'ombre d'un objet vertical est alors la plus petite possible. Pour déterminer la méridienne il faut donc : ou attendre le moment précis où l'ombre, portée par un bâton qu'on aurait planté dans le sol, atteint son minimum, ou, ce qui vaut mieux, faire deux observations ; prendre avant et après-midi les ombres projetées par le bâton, quand elles sont égales, et la bissectrice de l'angle formé par ces deux ombres égales donne la méridienne. On a donc ainsi, la direction des quatre points cardinaux.

Avec une montre bien réglée l'opération est encore plus facile. Le limbe de la montre est divisé en douze parties égales ; si à midi le soleil se trouve dans la direction XII-VI, une heure après il sera dans la direction XII 1/2, puisqu'en 24 heures il fait deux fois le tour de la montre, c'est-à-dire que chaque division du limbe de la montre correspond au mouvement angulaire du soleil pendant deux heures.

Ceci posé, si la montre marque dix heures nous n'aurons qu'à mettre le diamètre OXI dans la direction du soleil et le diamètre O XII nous donnera la direction de la ligne N-S, puisqu'à midi le soleil se trouvera sur le prolongement de ce diamètre. De même si la montre marque 2 heures en mettant le diamètre OI dans la

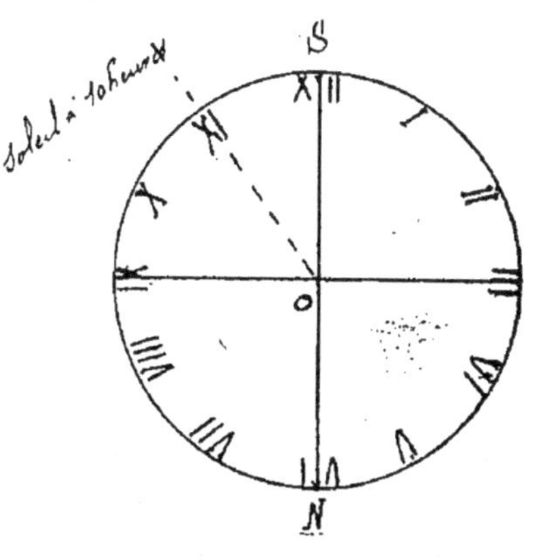

Fig. 24.

direction du soleil, le diamètre OXII donne la direction de la méridienne.

Orientation au moyen de l'étoile polaire. — L'axe de rotation de la terre, indéfiniment prolongé au delà du pôle Nord, irait percer la route du firmament à un point très voisin de l'étoile polaire ; l'étoile polaire donne donc, quand elle est visible, la direction du Nord : il s'agit de la reconnaître.

La polaire est la dernière étoile d'une constellation qu'on nomme la petite ourse ou le petit chariot. Mais on la retrouve plus facilement en se servant d'une autre constellation, appelée la grande ourse, ou le grand chariot, également composée de sept étoiles et qui forme, à peu près dans le ciel, la même figure que la première, mais en sens contraire (fig. 25). Si l'on prolonge les roues de derrière du grand chariot AB on tombe sur une étoile de moyenne grandeur qui est la polaire, très reconnaissable parce qu'elle est isolée dans cette partie du ciel.

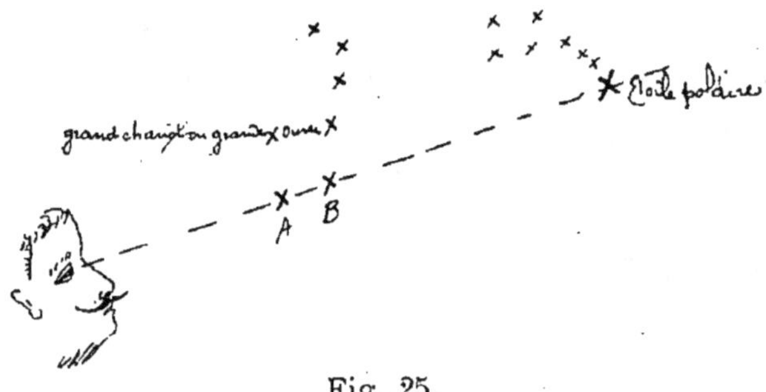

Fig. 25.

Orientation par la boussole. — La boussole se compose essentiellement d'une aiguille aimantée, mobile sur un pivot, protégée par un verre et renfermée dans une boîte ; le fond de cette boîte est occupé par un cercle, au centre duquel est placé le pivot de l'aiguille : souvent ce cercle est divisé en 360 degrés ou 400 grades, pour permettre de mesurer les angles.

L'aiguille aimantée jouit de la propriété de se diriger vers le Nord, dès qu'elle est abandonnée à elle-même. Toutes les aiguilles ont une partie bleue qui est celle qui se tourne vers le Nord et une partie blanche qui se dirige vers le Sud.

Le Nord qu'indique l'aiguille aimantée est le Nord magnétique, qui n'est pas le même que le Nord géographique. Il y a entre les deux un petit écart qu'on appelle la déclinaison et qui varie chaque année.

Moyen d'orienter sa carte avec la boussole. — Si la boîte contenant l'aiguille est carrée, et que la carte ait un cadre, il suffit de mettre le côté de la boîte qui est parallèle à la direction N–S, dans la direction du bord de la carte correspondant, puis on fait tourner boîte et carte jusqu'à ce que la pointe bleue de l'aiguille soit exactement sur son repère. Si la carte ne porte qu'une flèche indiquant la direction du Nord on fait correspondre le côté de la boussole, parallèle à la direction N-S, avec cette flèche ; ou si la boussole n'est pas une boîte rectangulaire on fait coïncider la direction de son aiguille avec la direction de la flèche, et on fait tourner jusqu'à ce que l'aiguille de la boussole, qui y est fixée, soit exactement dans la direction de la ligne N-S.

Orientation par la lune. — La lune fournit encore un moyen d'orientation. Le mois lunaire se compte de nouvelle en nouvelle lune. Les phases se succèdent dans l'ordre suivant :

Pleine lune, dernier quartier, nouvelle lune, premier quartier.

Si l'on veut s'orienter à l'aide de la lune, il faut avoir soin de s'assurer de la phase de la lune dans laquelle on se trouve.

Le tableau suivant donne la position de la lune par rapport à la terre pendant les quatre phases :

Pleine lune

Se lève quand le soleil se couche ; se couche quand le soleil se lève. — 6 heures du soir à l'Est — Minuit au Sud — 6 heures du matin à l'Ouest

Dernier quartier

La lune retarde ; cornes à droite. — — — A l'Est — Au Sud

Nouvelle lune

Invisible — (Vers l'Ouest) — — — Vers l'Est

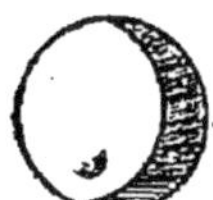

Premier quartier

La lune avance ; cornes à gauche. — Au Sud — A l'Ouest — —

DEUXIÈME PARTIE

Instruction technique.

CHAPITRE XV

THÉORIE MICROBIENNE

L'hygiène prophylactique ainsi que l'asepsie et l'antisepsie chirurgicales sont basées sur la découverte des
micro-organismes pathogènes, qui sont la cause de toutes
les infections.

C'est à Pasteur que revient la gloire de cette découverte. Il démontra le premier que chaque fermentation
a son organisme spécial ; il étudia la culture et le mode
de développement de ces micro-organismes.

Poursuivant ses recherches, il put établir l'identité
entre les micro-organismes de la fermentation et ceux
de la putréfaction et prouver l'inanité de la théorie de
la génération spontanée, qui avait, en ce temps-là, des
défenseurs célèbres.

Van Helmont, le remarquable professeur de Louvain,
donnait des formules pour la production spontanée des
souris : « Prenez, disait-il, une chemise sale, placez dans
cette chemise des grains de blé, mettez le tout à la

chaleur, et, au bout d'un certain temps, il y aura transmutation du blé en souris ».

Pouchet, directeur du Muséum d'histoire naturelle de Rouen, en 1859, démontrait la génération spontanée par l'expérience suivante : « Dans une cloche, placée sur une cuve à mercure, il introduisait de l'oxygène, puis de l'azote, de manière à constituer un air artificiel ; puis il prenait du foin, qu'il avait soin de placer dans une étuve de 100 et même 200°, et l'introduisait dans la cloche à travers le mercure, et au bout d'un certain temps on voyait se développer des micro-organismes en grand nombre sur ce foin. » Pasteur montra que cette expérience, qui avait convaincu tout le monde, était loin d'être concluante : si Pouchet, en effet, avait pris soin de passer à l'étuve le foin, il avait omis de stériliser le mercure, qui renfermait les germes des organismes, cause de cette génération spontanée ; le foin en traversant le mercure entraînait ces germes.

Pasteur passa rapidement du domaine des fermentations dans celui de la pathologie. Il démontra successivement l'existence de la bactérie charbonneuse, du microbe de la septicémie et du choléra des poules : c'est cette dernière affection qui fut le point de départ de la découverte des virus atténués.

Le micro-organisme de cette maladie fut cultivé par Pasteur à l'aide du bouillon de muscle de poule ; il put, grâce à cette culture, isoler le germe de la maladie, des autres micro-organismes, et montrer que lorsque ces cultures étaient anciennes, au lieu de provoquer la mort de l'animal, elles lui donnaient une affection passagère, qui préservait les poules, ainsi inoculées, des atteintes du mal et les faisait résister à des inoculations, faites avec un liquide très virulent.

Pasteur appliqua la méthode des virus atténués

au traitement du charbon, puis plus tard de la rage.

La doctrine microbienne transforma la médecine et la chirurgie. On vit alors les pansements ouatés appliqués par le professeur Alphonse Guérin et l'antisepsie enseignée par Lister en Angleterre, et Lucas-Championnière en France ; on apprit l'existence des maladies infecto-contagieuses et l'importance qu'il fallait attacher à l'application des doctrines microbiennes à l'hygiène prophylactique.

Les micro-organismes se présentent sous des formes différentes ; ce sont ou des petits corps sphériques, auxquels on donne le nom de micrococcus, ou des corps plus allongés que l'on décrit sous le nom de bacilles ou bactéries : ils ont besoin, pour vivre, de conditions spéciales, ils se développent avec une extrême rapidité, dans un milieu de culture favorable, et fabriquent des produits excrémentitiels, toxiques, qu'on a appelés toxines.

La découverte des microbes pathogènes est allée en augmentant : la science médicale a fait depuis de grands progrès.

Pour attribuer à un microbe la production d'une maladie, il faut pouvoir l'isoler, et le reproduire par une culture spéciale ; il faut aussi que le microbe cultivé puisse, inoculé à l'animal ou à l'homme, reproduire des symptômes identiques de la maladie, ce qui n'est pas toujours possible à obtenir ; car il ne suffit pas pour la production d'une maladie infectieuse de la rencontre fortuite d'un microbe et d'un être vivant ; lorsque celui-ci est sain, il n'est pas hospitalier pour les microbes, il réagit contre eux, et dans cette lutte garde généralement le dessus.

Que les microbes agissent par eux-mêmes, ou par les produits qu'ils engendrent, tels que les toxines, il est

certaines maladies infectieuses, comme la fièvre typhoïde
par exemple, qu'ils ne peuvent produire qu'avec le
concours de certaines conditions favorables, le surmenage, la débilité, etc. Tandis qu'il en est d'autres, la
rage et la syphilis, par exemple, qu'une seule inoculation peut produire.

Les principaux microbes pathogènes découverts ont
été ceux de la fièvre typhoïde, de la tuberculose, de la
diphtérie, de la pneumonie, de la septicémie, de l'érysipèle, du tétanos, du choléra, de la peste, etc.

A la suite de ces découvertes on créa l'Institut Pasteur,
à Paris, et des établissements similaires dans quelques
grandes villes.

On s'applique, dans ces établissements, à l'étude spéciale des microbes et des toxines, et à la recherche de
procédés de vaccination.

Les principales découvertes ont été la vaccination anti-
rabique, les sérums antidiphtérique, antitétanique, anti-
pesteux, et antistreptococcique (le streptocoque est un
microbe très virulent, qui joue en pathologie humaine
un rôle très considérable ; c'est lui qui engendre l'érysipèle, la fièvre puerpérale, les phlegmons).

Ces sérums possèdent un pouvoir préventif et curatif.

De même que la pathologie et la thérapeutique,
l'hygiène prophylactique a pu faire de grands progrès,
grâce à la découverte de la doctrine microbienne et à
l'étude particulière de chacun des micro-organismes ;
ce qui a permis de connaître les milieux ambiants qu'ils
préfèrent (air, sol, eau) et les organes et sécrétions du
corps humain dans lesquels ils se développent.

Le microbe de la fièvre typhoïde, découvert par Eberth
en 1880, trouve dans l'eau un milieu de culture, naturel,
excellent. C'est grâce à cette propriété qu'on tend à
expliquer certaines épidémies de fièvre typhoïde.

Les infiltrations des fosses d'aisances suffisent pour souiller l'eau des puits, des citernes, des cours d'eau. L'air aussi peut servir de véhicule à l'agent contagieux. Les matières fécales des malades atteints de fièvre typhoïde, mélangées au sol, finissent par se transformer en poussière ; les bacilles, qui y sont contenus, conservent, à l'état latent, leurs propriétés pathogènes. Les linges imprégnés de matières fécales sont, par un procédé analogue, un élément de contagion important.

La découverte du bacille de la fièvre typhoïde et de sa présence dans l'eau, les matières fécales et l'urine a eu pour conséquence, la création des filtres Chamberland et leur installation dans la plupart des garnisons, la prescription de la désinfection des locaux, des effets d'habillement et de la literie, de l'ébullition de l'eau, destinée à l'alimentation, dans le cas où les filtres Chamberland n'auraient pas été installés dans les localités contaminées.

Le bacille de la tuberculose a été découvert en 1882 par le savant allemand Koch ; mais en 1865 le Médecin principal Villemin consacra, par ses belles recherches, l'inoculabilité du tubercule ; il considéra, dès cette époque, la tuberculose comme une maladie inoculable et virulente.

La découverte de ce bacille a eu une importance de premier ordre, car la présence du bacille est un signe certain de tuberculose ; il a pu être isolé, cultivé et inoculé avec succès.

Lorsque ce microbe atteint le poumon de l'homme, l'ulcération et la destruction des tissus amènent l'expulsion au dehors de crachats qui renferment, en grande quantité, les microbes spécifiques de la maladie. Ces crachats projetés à terre, sur les linges, les draps des malades, se dessèchent et les poussières formées vont disperser les bacilles qu'elles renferment. Ces microbes pénètrent dans les poumons et produisent la maladie pour peu qu'on présente à cet égard les prédispositions nécessaires.

Les poussières recueillies dans des entrevous et des interstices des parquets, dans les encoignures des murs, ont démontré l'existence de plusieurs microbes pathogènes et particulièrement du bacille de la tuberculose.

Comme règle générale nous pouvons dire que dans toute maladie infectieuse, tout ce qui environne et touche le malade, tout ce que celui-ci sécrète ou excrète doit être tenu pour suspect et soumis à la désinfection.

L'application de la théorie microbienne à la chirurgie fera l'objet d'un chapitre spécial.

CHAPITRE XVI (1)

HYGIÈNE PROPHYLACTIQUE. — AÉRATION ET PROPRETÉ
DES LOCAUX

1re *Aération.* — L'atmosphère des salles est viciée par la respiration des personnes, leurs exhalaisons et leurs sécrétions cutanées, les poussières, l'éclairage nocturne et le chauffage.

1° *Respiration pulmonaire de l'homme.* — Un adulte fait par minute environ seize inspirations qui absorbent, chacune, 400 à 500 centimètres cubes d'air, et seize expirations qui rendent à l'atmosphère un mélange gazeux contenant 40 0/00 d'acide carbonique. De telle sorte que l'homme expire de 350 à 450 litres d'acide carbonique dans les vingt-quatre heures.

	La composition de l'air inspiré étant	Celle de l'air expiré
Azote.	79,15	79,55
Oxygène.	20,81	16,03
Acide carbonique	0,02	4,38

2° La respiration et la perspiration cutanées versent dans l'atmosphère de l'acide carbonique et de la vapeur d'eau.

(1) *Manuel d'hygiène*, CH. VIRY, Médecin-Inspecteur de l'armée.

3° Les sécrétions de la peau et des autres organes, dont les produits sont des matières organiques fermentescibles, plus ou moins odorantes, fournissent un terrain favorable à la pullulation des microbes que contient toujours l'air atmosphérique et dont l'action est particulièrement nuisible.

4° L'éclairage consomme une partie de l'oxygène de l'air ambiant, et fournit de l'acide carbonique, en même temps que d'autres produits de combustion, plus ou moins dangereux.

5° Le chauffage, surtout dans de certaines conditions (tirage insuffisant des poêles) contribue à la consommation de l'oxygène et à la formation des gaz dangereux (notamment acide carbonique et oxyde de carbone).

C'est grâce à l'action combinée de ces différentes causes, que se forme ce qu'on appelle l'*air confiné* dont l'odeur particulière est bien connue de ceux qui ont fréquenté les chambrées, surtout la nuit, et dont les qualités nocives sont absolument certaines.

L'air d'une chambre est dit pur, quand il ne contient pas plus de 0,2 0/00 d'acide carbonique ; il est tout à fait insalubre, quand il contient plus de 1 0/00 de ce gaz.

Becquerel et Gavarret, et plus récemment Brown-Séquard et d'Arsonval ont démontré qu'il existe dans l'air expiré un poison organique spécial, plus dangereux que l'acide carbonique lui-même.

On sait de plus, depuis les expériences de Lemaire entreprises en 1866 dans les casernements du fort de l'Est à Paris, confirmées par celles de Leblanc en 1867, par celles plus récentes de Miquel, par les recherches microscopiques contemporaines, et les cultures sur la gélatine des germes que transporte l'air, que la proportion des poussières organiques vivantes, est en rapport direct avec la richesse de l'air en acide carbonique. Lister et Zyndalt ont démontré qu'en inspirant, nous faisons pénétrer une certaine quantité des matières en suspension dans l'air, et que l'air exhalé ne possède plus ces matières, de telle sorte que nous absorbons réellement les ferments et les germes contenus dans l'air.

On comprend dès lors l'importance des germes animés de l'atmosphère dans la production des maladies. Leur rôle est beaucoup plus considérable que celui que joue l'acide carbonique, mais il y a lieu cependant de ne pas perdre de vue que les germes pullulent là où l'acide carbonique abonde et que ce gaz est non seulement irrespirable et impropre à entretenir la vie, mais encore toxique.

On pourrait citer de très nombreux exemples d'asphyxie par l'air confiné. En 1756, pendant la guerre des Indes, 145 prisonniers, ayant été enfermés dans une salle de 20 pieds carrés, au bout de 12 heures, 23 seulement sont sortis vivants.

Le même fait s'est reproduit maintes fois dans la cale des vaisseaux négriers. En 1850 aux assises d'Old Bailey, qui se tenaient dans une salle de 30 pieds carrés, la plupart des juges et des assistants périrent ; ceux qui survécurent étaient près d'une fenêtre ouverte. Percy rapporte que 300 Autrichiens, faits prisonniers à Austerlitz, furent enfermés dans une cave ; peu de temps après 260 étaient morts. Semblable malheur s'est reproduit en 1848 sur des insurgés enfermés dans les galeries voûtées de la terrasse, dite du bord de l'eau du jardin des Tuileries.

Ces accidents d'asphyxie aiguë ne se virent pour ainsi dire jamais dans nos habitations. Mais que l'échange gazeux entre le sang et l'atmosphère soit habituellement insuffisant, l'individu arrivera plus ou moins vite à l'anémie, et sera en imminence morbide ; que si, en même temps, pour une raison ou pour une autre, les causes de maladie viennent l'atteindre, il ne leur offrira aucune résistance et l'organisme sera impressionné par elles facilement et profondément. Et ces causes de maladies pullulent dans l'atmosphère confinée, puisqu'elles résident surtout dans les germes vivants spéciaux dont la prolifération croit avec le degré de confinement.

Pour parer aux inconvénients de l'air confiné il est nécessaire de veiller : 1° à ce que les chambres aient un cubage suffisant : 2° à ce que l'air y soit convenablement renouvelé.

1° L'espace cubique de la chambre doit être tel que pendant les périodes de temps où le renouvellement de l'air est peu marqué (nuits, journées d'hiver etc.) la dilution de l'acide carbonique et des matières organiques demeure à un taux inoffensif pour les hommes.

L'espace cubique ne saurait être avantageusement obtenu par l'augmentation exagérée d'une seule des dimensions de la chambre. Il y a toujours lieu de ménager une certaine étendue de surface de plancher, afin que les lits ne soient pas trop rapprochés et que la respiration des dormeurs ne se fasse pas de bouche à bouche.

L'expérience a démontré que pour assurer un cubage de place convenable, il faut calculer une surface de plancher de 8 mètres carrés par homme, ce qui amène à demander des chambres de 4 mètres de hauteur, afin d'obtenir par individu, un espace cubique de 32 mètres cubes, qui serait à la rigueur suffisant, pour que l'air ne renfermât pas plus d'acide carbonique qu'il ne faut, après les 8 heures de nuit que l'homme passera dans son dortoir, portes et fenêtres closes, la quantité d'acide carbonique étant toujours diminuée par le renouvellement accidentel de l'air (ventilation par les interstices des portes et fenêtres, ouverture accidentelle des portes etc.).

2° La ventilation est nécessaire, même avec un cubage très considérable : il faudra toujours, qu'à un moment donné, un apport d'air nouveau ramène à un taux inoffensif, la quantité d'acide carbonique et des matières organiques qui lui sont proportionnelles dans un espace clos habité.

La plupart des hygiénistes admettent que dans un appartement quelconque, l'air doit se renouveler à raison de 100 mètres cubes par individu et par heure.

Il est nécessaire :

1° Que l'air qui pénètre dans la chambre soit de bonne qualité. L'air des villes, si particulièrement riche en microbes, l'air des cours encaissées, l'air qui a passé sur un marais, l'air puisé dans un corridor mal ventilé, ne remplissent pas ces conditions, et il est souhaitable que les prises d'air, se fassent constamment là ou l'air dont on dispose est le moins altéré.

2° Que la ventilation par grands courants d'air, indispensable de temps en temps, puisse n'avoir jamais lieu que pendant l'absence des hommes.

3° Qu'une ventilation incessante, mais non perceptible à l'homme, fonctionne constamment le jour et la nuit.

Il se produit par les interstices des portes et des fenêtres une ventilation incessante, assez active, c'est là ce qu'on appelle, à proprement parler, la ventilation naturelle, qui est nécessairement augmentée, lorsque le vent souffle dans le sens dans lequel elle se produit.

L'ouverture des portes et fenêtres constitue le mode de ventilation le plus habituel et appartient aussi à la ventilation naturelle.

La ventilation par les fenêtres, au moins en hiver, ne saurait être qu'intermittente ; de toute façon elle n'amène pas l'air dans toutes les parties de la chambre ; il est donc utile de placer des orifices d'aération.

Ces orifices affectent des formes variées, et sont destinés les uns à la sortie de l'air vicié, les autres à l'entrée de l'air pur.

Les orifices d'extraction sont d'habitude placés à la partie supérieure des chambres : l'appareil du commandant Renard utilise l'aspiration fournie par les gaines de cheminée. Il consiste essentiellement en une boîte cubique en zinc, ayant une paroi, grillagée du côté de la chambre, et dont la face opposée s'ouvre dans la cheminée, près du plafond. La partie grillagée est mobile pour le nettoyage et contre elle vient s'appliquer un rideau en toile, qui est suspendu à la partie supérieure seulement, de telle sorte que le courant d'air sortant, le soulève, tandis qu'il est abaissé par l'entrée d'un courant venant de l'extérieur vers la chambre ; il n'est utile que lorsque la cheminée est chauffée.

A côté des orifices d'évacuation il faut des ouvertures, qui sans courant d'air appréciable, laissent pénétrer de l'air nouveau ; il faut puiser directement l'air neuf dans l'atmosphère qui baigne les façades extérieures. On obtient ce résultat avec les vitres perforées de Trélat, ou bien le carreau Castaing.

Les vitres de Trélat sont formées de verre assez épais, perforé d'ouvertures légèrement espacées : ces ouvertures de forme conique ont leur partie étroite à l'extérieur : dans ces conditions, l'air qui s'introduit dans les salles, même par un vent assez fort, y pénètre, non pas sous une forme de douche offensive, mais en s'épanouissant. Il se dirige alors vers le plancher, circule au-dessous des lits et remplace l'air vicié qui s'échappe par les orifices d'évacuation.

Le médecin-major Castaing a proposé une disposition ingénieuse, facile à adapter à toutes les fenêtres, et qui permet d'assurer une ventilation automatique et sans courant d'air gênant. Son système consiste essentiellement en deux vitres parallèles laissant entre elles un espace de $0^m.08$. La vitre extérieure ne repose pas sur la feuillure inférieure; mais laisse libre, sur toute la longueur, un espace de $0^m.04$. De même la vitre intérieure n'est pas fixée à la feuillure supérieure.

L'air extérieur plus froid que l'air intérieur arrive entre les deux vitres, s'échauffe au contact de la vitre intérieure, qui est plus chaude et pénètre dans la chambre par la partie supérieure.

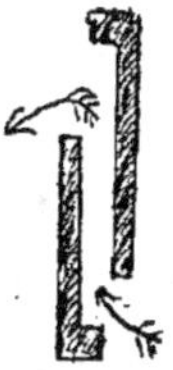

Le médecin-major Dardignac a amélioré ce mode de ventilation en rendant mobile la vitre intérieure, de telle sorte que le nettoyage des deux vitres est possible.

Fig. 28.

Il existe aussi des appareils de chauffage et de ventilation combinés : celui qui est en usage dans tous les hôpitaux civils et militaires de Berlin réalise de bonnes conditions pour la ventilation d'hiver. Il se compose de deux poêles ventilateurs ordinaires, à double enveloppe, à travers laquelle circule en s'échauffant, l'air neuf qui arrive du dehors, par un conduit situé sous le plancher : les tuyaux de fumée qui ont leur origine assez près du sol, vont obliquement, l'un vers l'autre, pour se réunir en un long tuyau unique qui monte directement vers le toit; ce tuyau unique est entouré d'une large gaine concentrique en tôle, qui partant du plancher va s'ouvrir au-dessus du toit et qui, à sa partie inférieure, est percé d'une fenêtre grillagée par laquelle l'air de la salle est aspiré, dès que les poêles sont allumés et que l'air de la gaine est échauffé.

Cette disposition est parfaitement rationnelle ; d'abord elle combine l'extraction d'air vicié avec l'introduction d'air neuf, ensuite elle enlève l'air vicié par la partie voisine du sol ; enfin l'air neuf étant plus chaud que celui du sol monte directement vers le plafond d'où il est complètement déprimé par les nouvelles couches ascendantes d'air chaud, et il n'est évacué qu'après avoir servi à la respiration et au chauffage.

2° *Propreté des locaux.* — La propreté des locaux dépend de l'éloignement des immondices, de l'enlèvement des ordures ménagères et d'un grand nombre de précautions.

On cherchera à diminuer la production des poussières : le battage et le nettoyage des effets d'habillement et des couvertures devra se faire en dehors des salles.

On sait avec quelle facilité les micro-organismes se déposent sur les parois des espaces clos : ils y trouvent des habitats dans lesquels l'expérimentation les a maintes fois démontrés. Les planchers sont particulièrement exposés à être envahis ; ceux-ci reçoivent fréquemment des parcelles d'aliments, des débris qui se séparent incessamment du corps des habitants, des vêtements et surtout des chaussures souillées par les boues de la rue, de la cour, des cuisines ou des latrines ; ces poussières lorsqu'elles sont organiques, sont, putrescibles et favorables à la vie des microbes (bacilles de la fièvre typhoïde et de la tuberculose par exemple).

Par conséquent un des facteurs les plus importants de la propreté des locaux et par suite de l'assainissemen de leur atmosphère, c'est le bon état de leurs parois et de leur plancher.

Parois. — Si les murs des chambres sont blanchis à

la chaux, le badigeonnage doit être renouvelé deux fois par an, et principalement au mois de mai, époque de l'éclosion des œufs que les insectes ont pu déposer dans les fissures des murs. Ce badigeon, d'après le Médecin-major Lapasset et le Médecin-Inspecteur Vallin, doit être composé de la façon suivante : eau froide 5 litres : chaux fraîchement éteinte 2 kilogrammes, et l'on ajoute d'autre part une solution de colle faite avec 250 à 300 grammes de gélatine pour 5 litres d'eau bouillante.

Pour assainir un mur à l'aide de sublimé il faut employer une solution à 5 0/00.

La substitution au badigeonnage d'une peinture à l'huile avec vernis permet de laver, à l'aide des solutions antiseptiques, les murs ainsi rendus imperméables.

Dans plusieurs bâtiments militaires on a employé des peintures, capables de résister au lavage et de longue durée ; telles les peintures vernissées de la Compagnie des gommes nouvelles et vernis économiques, la marmoréïne de H. Vallin qui imperméabilise et durcit le plâtre, l'émailline de Bayard, à base de caoutchouc, enduit très adhérent, impénétrable à l'humidité, et une préparation dont la base est une substance, dite silexore, employée par le Service du Génie à la silicatisation des parements, même extérieurs, des édifices.

Le coaltar au goudron de houille est employé pour imperméabiliser le bas des murs.

Plancher. — Le sol des locaux d'habitation est constitué par des carreaux en brique, par des planchers en bois, ou par diverses espèces de ciments ou de bitumes. Il doit être non seulement imperméable, mais encore mauvais conducteur de la chaleur.

Les carrelages en brique sont les plus mauvais, car leurs interstices emmagasinent les poussières, ils s'usent vite, s'écaillent et s'émiettent et ne se laissent pas facilement imperméabiliser.

Le plancher idéal des chambres est le parquet en chêne, dont les feuilles sont bien jointées, unies les unes aux autres en s'engrenant par languettes et rainures.

Le bois doit être préalablement imperméabilisé.

Pour faciliter les nettoyages, les réparations, et la désinfection, les parquets devraient être démontables, sans clous. En effet les expériences faites avec ce genre de parquet (système Guérin) dont le prix est sensiblement le même que celui d'un parquet ordinaire, ont donné, notamment à la caserne de la Pépinière, à Paris, en 1884, d'excellents résultats.

Dans la plupart des locaux, les parquets existants, qu'ils soient en chêne ou en sapin, sont le plus souvent disjoints, s'il n'ont pas été imperméabilisés lors de la construction. Souvent ils ont été mal entretenus et durant de longues années, insuffisamment nettoyés, de telle sorte que la plupart sont favorables à la pullulation, dans leurs interstices, de germes de toute nature.

On doit chercher à les imperméabiliser par la coaltarisation, l'emploi de l'huile de lin, les enduits à la paraffine et le cirage.

Le goudron ordinaire de houille au coaltar s'applique généralement à chaud à l'aide d'un pinceau, sur le plancher préalablement bien nettoyé.

Pour obtenir un enduit qui ne soit pas poisseux il ne faut pas dépasser 1 kilogramme de coaltar par 10 mètres carrés de surface de plancher.

L'imperméabilisation de 1 mètre carré de plancher consomme pour environ 0 k. 01 de coaltar. Les planchers coaltarisés s'entretiennent facilement par le brossage ou à l'aide du linge humide.

L'huile de lin est appliquée, au moyen d'une brosse ou d'un pinceau, en deux couches superposées, à une demi heure d'intervalle.

La dessiccation est complète en quelques heures : 300 grammes d'huile sont nécessaires par mètre carré : l'entretien se fait à l'aide d'un linge humide.

Les enduits à la base de paraffine sont formés de paraffine dissoute dans l'essence de pétrole.

Le cirage des planchers se fait par des procédés connus : on enduit le plancher, bien lavé, d'une encaustique, mélange de savon, de cire et de carbonate de potasse, qu'on entretient par le frottage à la brosse, et de temps en temps, par le frottage avec de la cire en bâton. L'imperméabilisation des planchers est essentielle, mais les soins de propreté à leur donner, ainsi qu'aux entrevous, sont au moins d'égale importance. L'accumulation des poussières et des germes dans les entrevous crée des dangers, qui ont été maintes fois démontrés.

L'emploi des planchers démontables permettrait la visite, le nettoyage et la désinfection de l'entrevous.

L'entrevous désirable devrait être rempli de substances mauvaises conductrices de la chaleur, incombustibles, imperméables à l'eau, ne retenant pas facilement les poussières et surtout exemptes de parties putrescibles, ne provenant pas, par conséquent, de démolitions ou de dépôts, dans lesquels on aurait accumulé des immondices. On a conseillé le coke, la laine de scorie, la tourbe de chaux, les copeaux de menuisier ayant trempé dans un lait de chaux, et qu'on a ensuite fait sécher, et des débris de liège, mêlés à un lait de chaux.

Les travaux de propreté doivent toujours être faits, les fenêtres ouvertes. Le meilleur mode de nettoyage est celui qu'on obtient en projetant sur le parquet de la sciure de bois, légèrement humide, qui ramasse les souillures, puis se laisse enlever par le balai, sans se répandre en poussière. Le bon entretien des effets de literie et la propreté des meubles jouent également un grand rôle dans l'hygiène hospitalière.

CHAPITRE XVII

HYGIÈNE PROPHYLACTIQUE. DÉSINFECTION DES LOCAUX, DES EFFETS D'HABILLEMENT ET DE LITERIE

Les maladies infectieuses exigent aussi, comme mesures prophylactiques, la désinfection des locaux d'habitation, des vêtements, des literies, des déjections et excrétions des malades, du personnel et des malades.

Notice sur la désinfection.

(Règlement sur le Service de Santé à l'Intérieur.)

Moyens de désinfection.

Les moyens à mettre en œuvre pour obtenir les désinfections sont :

1° L'incinération.

2° L'ébullition dans l'eau pendant une demi-heure.

3° Le courant de vapeur humide sous pression entre 112° et 115°.

4° Les solutions aqueuses d'acide phénique à 5 0/0 et à 2 0/0.

5° La solution aqueuse de bichlorure de mercure à 1 0/0.

6° Le lait de chaux à 20 0/0.

7° L'huile lourde de houille émulsionnée, mélangée à l'eau dans la proportion de 50 à 100 0/00.

8° La solution aqueuse du sulfate de cuivre à 2 0/0.

9° Les solutions aqueuses de chlorure de zinc à 5 0/0 et à 2 0/00.

10° L'acide sulfureux.

Agents physiques.

Les désinfections par les deux premiers moyens peuvent se faire dans des appareils improvisés et la manière de faire, toujours simple, ne comporte pas d'explications.

Le troisième moyen exige une étuve avec générateur à vapeur sous pression.

Agents chimiques

La manière de faire les solutions n'exige de précautions spéciales que pour celles de sublimé. La solution de bichlorure de mercure ne doit se faire que dans des vases en terre vernissés, en fonte ou en tôle émaillée, en dissolvant dans l'eau bouillante un gramme de sel marin et un gramme de sublimé par litre. Cette préparation, faite à l'avance, s'altère : elle doit être employée dans les vingt-quatre heures.

On augmente le pouvoir désinfectant des solutions phéniquées, ou de celles de sublimé, par l'addition d'un gramme d'acide tartrique ou d'acide chlorydrique, par litre. Le mélange de la solution de sublimé à 1 0/00 avec celle d'acide phénique à 50 0/00 est un désinfectant très énergique.

Pour éviter des méprises, toutes les solutions contenant du sel mercurique doivent être colorées par l'addition d'une solution alcoolique à 1 0/0 de carmin d'indigo, et celles contenant de l'acide phénique par l'addition d'une solution alcoolique à 1 0/500 de tournesol d'orcine : la dose est de 40 gouttes de solution colorante par litre de liquide désinfectant.

Les solutions désinfectantes ne doivent jamais être contenues dans des bouteilles à vin, ni dans des bouteilles d'eaux minérales, mais dans des flacons en verre coloré, entourés d'une bande de papier rouge orangé, et portant, outre une étiquette, qui indique la nature et le titre de la solution, une étiquette en papier rouge orangé, sur laquelle le mot « Poison » est écrit en gros caractères.

Pour préparer le lait de chaux, on fait d'abord déliter de la chaux maigre ou grasse, de bonne qualité, en l'arrosant petit à petit avec la moitié de son poids d'eau. On obtient de la sorte une poudre qui peut être conservée quelque temps dans un récipient, soigneusement bouché, et placé dans un endroit sec. Un kilogramme de chaux, ayant absorbé 500 grammes d'eau pour se déliter, a acquis un volume de 2 litres 20 centilitres, qu'il suffit de délayer dans le double de son volume d'eau, soit 4 litres 40 centilitres, pour obtenir un lait de chaux à 20 0/0. Le lait de chaux ne peut conserver ses qualités désinfectantes que dans un vase bien bouché et pendant peu de jours.

La désinfection par l'acide sulfureux se fait au moyen da la combustion du soufre dans un local parfaitement clos. Il est avant tout nécessaire de rendre les clôtures hermétiques, en recouvrant les joints des portes et des fenêtres par des bandes de papier collé ; on sature d'humidité l'air du local pour fixer l'acide sulfureux, soit en passant un linge mouillé sur les murailles peintes et sur le sol, soit en faisant bouillir de l'eau dans un large bassin ; on place sur le sol un certain nombre de récipients en poterie grossière de 15 à 20 centimètres de diamètre, et de 4 centimètres de profondeur, contenant au maximum 250 grammes de soufre en canon concassé. Si le sol de la chambre est planchéié, il est indispensable, pour éviter l'incendie, d'interposer sous chaque réchaud un lit de sable de 25 centimètres d'épaisseur et de 50 centimètres carrés. Le nombre des réchauds doit varier suivant le cubage du local, de façon que la quantité de soufre soit de 30 grammes au plus, 20 grammes au moins, par mètre cube. On enflamme le soufre à l'aide d'une mèche de tonnelier, placée dans chaque récipient, ou, à son défaut, à l'aide d'alcool, de copeaux de bois ou de papier, en commençant par le foyer le plus éloigné de la sortie ; on se retire rapidement pour éviter de respirer les vapeurs suffocantes d'acide sulfureux qui se dégagent aussitôt, et on ferme hermétiquement la porte de sortie en collant du papier sur les joints ; par prudence et pour la rapidité, il convient d'employer plusieurs hommes à cette opération. Au bout de trente-six heures, la désinfection est terminée, on ouvre le local, on établit des courants d'air et on ne doit y séjourner qu'après vingt-quatre heures, au moins, de large ventilation.

Mode d'application des procédés de désinfection aux divers objets.

Il faut se garder de secouer des vêtements et des effets ou objets de literie infectés, afin de ne pas disséminer dans l'air des poussières et des germes infectieux ; tout matériel suspect doit être transporté, soit dans des sacs à désinfection, soit dans des draps, imbibés d'une solution phéniquée faible ou dans des récipients hermétiques.

Les désinfecteurs chargés des manipulations d'objets infectés doivent être recouverts d'une calotte et d'effets de toile (pantalon de treillis et bourgeron) qui, aussitôt après leur travail sont enlevés, passés à l'eau bouillante, ou immergés dans une solution antiseptique.

Les effets de toile ou de coton tels que chemises, bonnets, caleçons, chaussettes, cravates, mouchoirs, serviettes, torchons, tabliers, bourgerons, pantalons de treillis, draps de lit, alèzes, taies d'oreillers doivent être désinfectés par l'immersion dans l'eau bouillante ou dans une solution de sublimé, d'acide phénique, de sulfate de cuivre ou de chlorure de zinc.

Après une immersion complète pendant une demi-heure, il ne reste plus qu'à lessiver les objets par les procédés habituels.

Ces objets ne sont jamais désinfectés à l'étuve.

Les effets de laine, tels que tuniques, capotes, pantalons, chaussettes, chemises, ceintures, gilets, les objets de literie tels que couvertures et matelas, traversins, oreillers, édredons, sont susceptibles d'être désinfectés par la vapeur sous pression, par l'immersion dans un liquide désinfectant et par la sulfuration.

Les effets tachés ne doivent être soumis à l'action de la vapeur que si les taches ont pu être préalablement enlevées ; sinon elles s'incrustent dans les tissus et deviennent indélébiles.

Il faut préserver, à l'aide de sacs à désinfection, les effets ou objets à désinfecter, de tout contact avec les parties métalliques des appareils, pour éviter les taches de rouille.

Enfin, on prend aussi toutes les précautions nécessaires pour que le matériel à désinfecter ne soit pas souillé par l'eau de condensation.

La désinfection des effets de laine par les bains antiseptiques exige une immersion de quarante-huit heures, et il ne faut pas, dans ce cas, aciduler les solutions par l'acide chlorydrique, car cet acide compromettrait la solidité des tissus.

Les objets de literie, tels que matelas, traversins,

édredons ne peuvent être désinfectés par immersion sans être défaits. Pour les découdre on asperge à fond les enveloppes avec une solution antiseptique, puis on lessive celles-ci à part ; la laine et le crin animal sont immergés pendant deux heures dans le bain désinfectant, puis lavés à grande eau et séchés ; la plume est soumise à la sulfuration et le crin végétal brûlé.

La sulfuration peut s'appliquer, à la fois, aux vêtements de laine, de coton et aux objets de literie ; cependant la couleur de certains tissus peut être altérée par cette opération.

Les objets sont étalés dans un local bien clos, de 40 à 50 mètres de cubage, sur des tringles en bois ou des cordages scellés au mur, à 2 mètres au-dessus du sol, et exposés aux vapeurs sulfureuses pendant trente-six heures : au sortir de ce local, les effets sont aérés pendant deux ou trois jours afin de dissiper l'odeur du soufre, puis lavés, s'il y a lieu, et les matelas refaits.

Les toiles cirées, les objets en cuir, en peau, ainsi que les objets en bois, collés à la colle forte, ne doivent être désinfectés ni à l'étuve ni à l'eau bouillante, il faut se contenter de les lotionner avec les solutions antiseptiques ou de les sulfurer.

Les instruments des perruquiers sont désinfectés par une immersion dans l'eau bouillante et dans une solution phéniquée.

Les objets sans valeur, tels que paille, foin, chiffons, papiers, pièces de pansement, décombres, fumiers et débris d'animaux ou de végétaux doivent être incinérés dans un foyer, si leur volume le permet, ou, dans le cas contraire, hors des habitations, en se conformant aux règlements de police. L'incinération des substances peu combustibles, telles que le fumier, n'est possible qu'après un arrosage avec du pétrole.

Les meubles en bois, cadres, glaces sont désinfectés à l'aide de pinceaux ou de linges imbibés de solutions fortes, ou bien soumis à la sulfuration.

Les meubles capitonnés peuvent être aspergés avec le spray phéniqué, puis essuyés.

Les voitures et les wagons sont désinfectés par les mêmes moyens que les locaux et les meubles ; on lave, avec des solutions désinfectantes, le sol, les parois, les coussins, soit à l'aide d'éponges, de pinceaux, de brosses, soit à l'aide d'un jet obtenu par une pompe à main ou par un réservoir, placé à quelques mètres au-dessus du sol.

Les voitures et les brancards, qui ont servi au transport des contagieux, de leurs effets et de leurs fournitures, sont désinfectés, dès que le transport est terminé.

Les locaux sont désinfectés par des lavages antiseptiques ou par la sulfuration.

Pour les lavages, on retire les étoffes et les meubles, qui sont désinfectés à part, comme il est dit plus haut, puis on imbibe à fond, avec une solution antiseptique, le plafond, les murs, les boiseries, les portes, les fenêtres et enfin le plancher, à l'aide de pinceaux, de lavettes, d'éponges fixées au bout d'un bâton, ou à l'aide d'un pulvérisateur spécial.

Il faut faire pénétrer le liquide dans les fentes et les joints ; les surfaces doivent être assez mouillées, pour se maintenir humides pendant dix à quinze minutes. Pendant l'opération il est recommandé de laver les pinceaux et les éponges dans l'eau pure, afin de ne pas souiller de poussières les solutions désinfectantes.

Il y a lieu de remarquer que le procédé des lavages, à l'aide de pinceaux, lavettes ou éponges, est préférable à celui du pulvérisateur.

Les désinfecteurs devront, au début du travail, se dépouiller de leurs vêtements habituels, pour revêtir une calotte et des habits de toile, qui, à la fin des opérations, seront passés dans l'eau bouillante ou immergés dans une solution antiseptique. Pendant le travail, ils s'abstiendront de boire ou de manger. Après chaque séance, ils retireront leurs vêtements de travail, ils se laveront le visage, la barbe, les cheveux et les mains, reprendront leurs vêtements ordinaires; enfin, autant que possible, il leur sera donné un bain, à la fin de la journée de travail.

Pour pratiquer la sulfuration des locaux, les objets métalliques, particulièrement ceux en fer et en cuivre, qui s'altèrent très facilement par l'action du soufre, doivent être enduits de corps gras.

Les réparations à effectuer dans des locaux contaminés, telles que grattage, blanchiment, peinturage, ne doivent être faites que lorsque ces locaux ont été désinfectés ; les poussières et les gravats, provenant de ces opérations, ne sont enlevés qu'après avoir été humectés avec une solution antiseptique.

Lors des réparations, ou remplacement des planchers, dans les chambres des casernes ou dans les hôpitaux, les poussières accumulées dans les entrevous ne seront jamais enlevées à sec ; on les humectera, avant leur enlèvement, avec une solution antiseptique.

Les déjections des malades, les selles, l'urine, les crachats, les matières vomies sont désinfectés par l'addition de solutions antiseptiques, et les vases, destinés à recevoir ces déjections, doivent toujours contenir, à l'avance, une certaine quantité de ces solutions.

Les parquets, les meubles et les effets souillés de déjections, doivent être désinfectés avec le plus grand soin par les procédés qui conviennent à leur nature. Les crachats des tuberculeux et des diphtériques doivent être l'objet de la plus grande surveillance ; on recommandera aux malades de ne cracher ni sur des mouchoirs, ni sur des serviettes, ni surtout sur le sol, mais seulement dans un crachoir, contenant à l'avance une petite quantité d'eau phéniquée, et le contenu ne sera, si faire se peut, versé dans les latrines qu'après avoir été sou_mis à l'ébullition.

Les cabinets d'aisance communs doivent être interdits aux malades atteints d'affections contagieuses, surtout de fièvre typhoïde, de choléra, de dysenterie et de scarlatine ; il faut leur attribuer des seaux inodores, contenant, à l'avance, des solutions désinfectantes et entretenus en parfait état de propreté.

Quand un de ces malades a fréquenté un cabinet commun le réduit doit être désinfecté avec soin, ainsi que le siège, et le tuyau de chute, par des lavages à l'aide de solutions fortes.

Les fosses d'aisance qui reçoivent les déjections suspectes doivent être désinfectées à l'aide du lait de chaux qu'on verse, autant que possible, en quantité égale au volume des matières produites dans les vingt-quatre heures.

On obtient une désodorisation des fosses, plutôt qu'une désinfection, en versant chaque matin, par l'orifice de chute, un quart d'huile lourde de houille émulsionnée.

Les baquets de propreté doivent être en métal : s'ils sont en bois, ils sont imperméabilisés par plusieurs couches de groudron bouillant, étendues à l'intérieur et à l'extérieur, jusqu'à ce que le goudron fasse vernis à la surface. Ils seront vidés et lavés à grande eau, matin et soir, puis on y versera 100 grammes d'huile lourde de houille émulsionnée.

Les urinoirs doivent être lavés trois fois au moins par

jour, à grande eau. Dans les journées chaudes, il est souvent utile de faire succéder à ces lavages une aspersion avec un lait de chaux ou avec de l'huile lourde de houille émulsionnée.

Les incrustations qui se produisent sur les parois des urinoirs, particulièrement dans les angles, et sur la rigole placée au pied des appareils pour collecter les liquides, sont enlevées par des frictions énergiques, faites avec une brosse rude, trempée dans une solution aqueuse d'acide chlorhydrique du commerce à 150 ou 200 0/0.

On ne peut désinfecter les murs profondément imprégnés d'urine, qu'en les faisant repiquer, puis cimenter à nouveau, et en recouvrant leur surface d'une couche de goudron de houille.

Les cadavres des personnes, qui ont succombé à une affection contagieuse, doivent être enveloppés dans un suaire imprégné d'une solution phéniquée forte. La bière est remplie de sciure de bois imbibée d'huile lourde de houille émulsionnée.

Les locaux, où ils ont séjourné, les brancards et les voitures qui ont servi à leur transport, doivent être désinfectés avec soin.

Au moment de l'inhumation, la bière est recouverte d'une couche de chaux vive et l'exhumation est toujours interdite. La dépouille des morts ne cesse d'être un danger pour les vivants que par la crémation : mais cette opération n'est pas dans les mœurs actuelles, elle exige l'emploi de fours spéciaux que l'avenir multipliera sans doute et qu'il sera opportun d'utiliser dans certaines épidémies.

Les personnes, qui ont été en contact prolongé avec des malades atteints d'affections contagieuses, doivent changer de vêtements pour les faire désinfecter : d'autre

part, elles doivent se laver les mains et le visage avec
de l'eau savonneuse chaude, se nettoyer les ongles soigneusement et enfin se lotionner les parties découvertes,
surtout la barbe et les cheveux, avec de l'alcool étendu
d'eau. On doit aussi plonger les mains pendant une minute dans une des solutions désinfectantes indiquées
plus haut.

En général, un grand bain savonneux ou même de
sublimé à 20 grammes, suffit pour obtenir une désinfection totale du corps, et cette manière de faire est applicable à la plupart des convalescents de maladies contagieuses, avant de cesser l'isolement et de permettre le
retour à la vie commune.

Etuves sous pression de Geneste et Hercher.

Un mécanicien et un aide sont nécessaires pour le
service d'une étuve.

On obtient une désinfection complète quand la température de l'étuve est portée à 115° centigrades, pendant
20 minutes.

Les étuves fixes sont munies d'un appareil enregis-
treur de pression, qui permet de contrôler la conduite,
la durée et le nombre des opérations de désinfection,
pratiquées dans un temps donné.

La mise en train d'un appareil exige environ une
heure de chauffage préalable et consomme en moyenne
20 kilos de charbon de terre.

La durée d'une opération de désinfection, avec ses
divers temps, nécessite environ 45 minutes et la consommation de charbon de terre est de 5 kil. 500 pour
chacune d'elles.

Par mesure économique, il convient autant que possible de faire plusieurs étuvages de suite. Chaque étuvage peut contenir les objets suivants :

1° Les vêtements et la literie complète d'un malade ;

2° Vingt couvertures.

3° Trois matelas et trois traversins.

Ces quantités peuvent être triplées dans une étuve fixe de grand modèle.

Dans les infirmeries régimentaires on se sert actuellement de l'étuve à circulation de vapeur sous pression de Vaillard et Besson, médecins militaires.

Cette étuve peut contenir une literie complète et douze couvertures.

Le personnel attaché au service d'une étuve doit être divisé en deux groupes ; l'un est destiné à faire fonctionner l'appareil et à y introduire les objets contaminés, l'autre, qui ne doit jamais avoir de communication par contact avec le précédent, ni toucher les objets infectés, est chargé de retirer de l'étuve les objets, lorsqu'ils ont été désinfectés.

CHAPITRE XVIII

Prévenir l'infection par la suppression préalable des germes exposés à contaminer une plaie, tel est le but de l'asepsie. Combattre les germes présents quand cette stérilité initiale n'existe point, empêcher leur développement, neutraliser leurs effets septiques ou toxiques ; c'est l'œuvre de l'antisepsie.

La première est à la seconde ce que l'hygiène est à la médecine.

L'asepsie, qui poursuit l'exclusion radicale des micro-organismes pathogènes, fait appel à des agents physiques, à la chaleur surtout dans ses multiples emplois.

L'antisepsie a recours aux substances chimiques, capables de tuer les microbes ou tout au moins d'enrayer leur culture et d'atténuer leurs toxines.

Tandis que l'asepsie comporte des caractères de certitude, la méthode antiseptique ne donne qu'une grande probabilité de destruction des microbes.

De là la prééminence qu'à prise l'asepsie dans la chirurgie actuelle.

Par un progrès analogue et suivant une tendance pa-

(1) Forgue et Reclus.

rallèle nous avons vu en médecine, la prophylaxie l'emporter sur la thérapeutique. Il est plus logique, en effet, et en pratique il est plus efficace, de réaliser la stérilité primitive d'une plaie, que d'en poursuivre la stérilisation secondaire.

Mais l'asepsie pure n'est point applicable ou suffisante dans tous les cas, elle a ses limites qui rendent nécessaire le concours de l'antisepsie.

Elle reste la méthode de choix lorsque la région sur laquelle on intervient est indemne de toute inoculation septique ; mais l'infection peut préexister à notre intervention : c'est le cas de la plupart des traumatismes : le projectile, l'agent vulnérant, les pansements irréguliers de la première heure, ont apporté dans le foyer, une souillure originelle qu'il s'agit de combattre ; il ne suffit point que tout ce qui va venir au contact de cette plaie soit exempt de germes infectieux, il faut que la plaie, elle-même, subisse une désinfection aussi complète que possible.

Il faut tenir compte aussi de certaines conditions défavorables ; telles la pratique des campagnes, et la chirurgie de guerre. Sans doute, il est une asepsie simplifiée, compatible avec de semblables conditions : si elle ne réalise point la stérilité totale, elle réussit, du moins, à écarter les plus gros risques de l'inoculation septique par le matériel et les mains. Mais elle ne confère pas une garantie suffisante et l'antisepsie doit lui être associée comme secours indispensable,

I. — *Asepsie.*

La propreté est un principe fondamental de l'asepsie. Il est plus sûr de ne point salir que d'avoir à nettoyer. Il faut préserver le matériel de toutes les souillures évitables : après chaque emploi, surveiller sa mise au net et la conservation de sa propreté. Nombreuses sont les causes d'infection qu'un peu de soins peut prévenir. C'est dans le contrôle des détails, par la suppression des négligences et non par le luxe des appareils de stérilisation, que s'affirme la bonne asepsie d'un service.

C'est contribuer à l'asepsie que d'assurer, dans un service ou dans l'organisation d'une opération, une parfaite discipline, une collaboration docile de la part des aides, un silence et un éloignement convenable de la part des spectateurs, un classement du matériel instrumental empêchant toute fausse manœuvre.

Les instruments qui ont servi à des blessés atteints de phlegmons diffus, de gangrène ou de tétanos, doivent être l'objet d'une stérilisation autrement sévère que ceux qui ont été employés à une chirurgie aseptique.

En principe l'asepsie doit être poursuivie dans sa réalisation intégrale.

Mais en fait cette asepsie totale a le tort de nécessiter un outillage compliqué, incompatible avec les besoins de la chirurgie de campagne, ou de guerre. Il convient, d'abord, de réagir un peu contre les exigences qui ont été apportées en ce point de pratique.

Il faut se contenter d'exiger la propreté et une organisation peu dispendieuse, à la portée du personnel auxiliaire, inexpérimenté et changeant.

Les progrès actuels de la bactériologie ont d'ailleurs précisé le problème : nous n'avons pas à redouter tous les micro-organismes : il en est d'inoffensifs. Et puis nous n'avons plus, en matière d'infections, cette doctrine, qui ne considérait que la graine, sans tenir compte du terrain et de ses résistances.

L'organisme humain lutte et se défend par la phagocytose, et par l'état bactéricide de ses humeurs.

Pour produire une infection, l'arrivée d'un microbe pathogène n'est pas une condition suffisante ; les bactéries doivent exister en nombre voulu ; là où la dose manque, le mal échoue.

Action de la chaleur.

La chaleur est l'agent général de la stérilisation ; on l'emploie sous sa forme sèche et sous sa forme humide.

Chaleur sèche. — La chaleur sèche est réduite à quelques emplois. A son degré intensif, c'est l'action directe de la flamme, qui soumet à une véritable « crémation » les germes et les matières qui les contiennent. Le procédé est sûr ; mais il n'est possible de traiter ainsi que les vases métalliques et de faïence résistante ; il est applicable, avec précautions, aux récipients plus fragiles de porcelaine ou de verre, aux instruments métalliques mousses, dépourvus de soudure ; il faut de plus grands ménagements encore pour « flamber » sans entamer le tranchant et la trempe, les ciseaux, bistouris et aiguilles.

Autre mode plus pratique de cette chaleur, l'étuve sèche portée à 140° ou 160°. Mais son action est lente ainsi que sa pénétration à l'intérieur des objets poreux et volumineux, comme le sont les paquets d'ouate et de compresses.

Chaleur humide. — La chaleur humide comporte deux modes d'emploi ; l'eau bouillante et la vapeur d'eau.

1° L'ébullition serait le procédé le plus simple, si son action était rapide et sûre : car pour obtenir une asepsie absolue, elle doit être prolongée au delà d'une heure, deux heures si l'on peut. Procédé long, mais simple, qui peut partout assurer la stérilisation du matériel opératoire.

On peut accélérer l'opération et accroître ses garanties. L'eau salée à 7 0/00 est stérilisée en un quart d'heure de bouillissage ; ce sérum artificiel bouillant tue, en cinq minutes, des spores qui résistent deux heures à l'ébullition de l'eau ordinaire,

A la dose de 1 à 2 0/0 les sels de soude, agissant par leur action dissolvante sur les produits albumineux ou gras, qui protègent les germes, augmentent l'action stérilisante de l'eau, dont le point d'ébullition s'élève de quelques degrès.

2° La vapeur d'eau a de grands avantages : elle est le procédé de choix pour la stérilisation des ouates, gazes et lingerie. Elle présente, par rapport à l'air surchauffé des étuves sèches, l'avantage d'assurer une répartition uniforme, une action prompte et une graduation exacte de la chaleur.

Deux méthodes sont suivies pour la stérilisation au moyen de la vapeur d'eau saturée ; la première opère en vase clos, en autoclave, forme perfectionnée de la marmite de Papin, et met la vapeur sous pression ; l'autre utilise le courant de vapeur s'échappant librement d'une chaudière en ébullition.

La vapeur sous pression est aujourd'hui estimée supérieure, à deux points de vue : rapidité et énergie d'action. Un séjour de vingt minutes dans l'autoclave à 120° donne une stérilisation certaine ; tandis que les appareils à courant de vapeur à 100° nécessitent trois fois plus de temps.

Technique de l'asepsie.

On doit classer, sous trois chefs, les règles de l'asepsie : 1° Celles qui concernent le milieu opératoire : 2° celles qui visent les agents et moyens de l'opération : 3° celles qui sont applicables à l'opéré.

1° *Milieu opératoire*. — Il est nécessaire de séparer, en des salles distinctes, les malades blessés ou opérés, non infectés, et ceux qui arrivent à l'hôpital en état d'infection.

La salle d'opérations doit être bien éclairée et munie de lampes avec réflecteurs, pour les opérations de nuit, ou de jours sombres. Une salle bien éclairée est plus aisément tenue propre.

Les parois d'une salle d'opérations, doivent être peintes à l'huile, en teintes claires, blanc bleuté de préférence : elles peuvent ainsi être lessivées et désinfectées ; leurs angles doivent être arrondis. Le sol préférable est la mosaïque imperméable, ou les carreaux céramiques, polis, non poreux.

Le mobilier doit être réduit à son plus simple matériel : un lavabo avec eau stérilisée et filtrée ; des tables recouvertes de verre ou d'acier nickelé, destinées à recevoir les plateaux de porcelaine, de nickel, ou de métal émaillé pour les instruments et les objets de pansement.

Le lit d'opération doit être métallique de préférence.

La salle d'opérations doit être préservée contre les causes d'infection ; pardessus, chapeaux seront laissés au dehors ; la boue et la terre des rues ayant des qualités infectieuses, redoutables, la recommandation de s'essuyer les pieds avant d'entrer dans la salle opératoire, devra être strictement exigée, car une fois sèches ces poussières peuvent déposer, sur tous les objets, les germes septiques et tétaniques. Il devra être aussi défendu de parler pendant les opérations et de toucher aux instruments.

Il importe que le personnel soit dressé à recueillir, dans des récipients spéciaux, les liquides ou débris chirurgicaux, les compresses et les tampons salis.

Les récipients qui ont reçu ces objets seront soigneusement récurés, désinfectés avec une solution de chlorure de zinc, passés à l'étuve ou lessivés dans une solution de soude bouillante.

Les objets de pansement, hors de service, seront recueillis dans une caisse de tôle galvanisée et incinérés. Les compresses, les draps alèzes seront désinfectés par immersion dans un bain antiseptique avant d'être lessivés.

Pour éviter de répandre dans l'air des micro-organismes, il faudra s'abstenir de balayer à sec, et préférer les lavages du parquet avec la solution de chlorure de zinc à 5 0/0 et des murailles peintes à l'huile, avec la solution de sublimé à 1 p. 1.000.

2° *Agents et moyens de l'opération*. — Toute intervention aseptique doit passer avant les autres.

La main garde avec persistance la souillure subie ; le sillon sous-unguéal, la sertissure des ongles, les plis dorsaux des phalanges, les commissures interdigitales, ce sont là autant de recoins qui recèlent les germes.

La main était autrefois l'agent le plus redoutable de l'inoculation ; la plupart des chirurgiens après avoir touché les plaies de leurs blessés, se contentaient de s'essuyer les doigts à leur tablier. Ils transportaient ainsi de l'un à l'autre, la pourriture d'hôpital, l'infection purulente, l'érysipèle.

Comment doit-on procéder à l'asepsie des mains? La consigne ci-dessous donne très clairement les règles à suivre, et doit être affichée à côté du lavabo de la salle d'opératoire.

Consigne pour l'aseptisation des mains.

Premier temps { Curage mécanique des ongles à sec, qui doivent être tenus courts.

Deuxième temps { Brossage et savonnage dans l'eau chaude pendant cinq minutes : insister sur les plis dorsaux des phalanges, les espaces interdigitaux, la sertissure, et la rainure unguéales.

Troisième temps { Lavage dans l'alcool à 90°, sublimé à 1 $^0/_0$, ou dans une solution de permanganate de potasse à 1 $^0/_0$; dans ce dernier cas, il faut passer les mains, pour les décolorer, dans une solution d'acide oxalique ou de bisulfite de soude à 10 $^0/_0$ acidulée.

Quatrième temps { Lavage pendant deux minutes dans la solution phéniquée ou phénosalylée.

Une fois aseptiques les mains doivent garder cette pureté ; elles doivent être tenues en l'air pour éviter tout contact.

Pour les opérations et les pansements, il est nécessaire de se vêtir d'une longue blouse de toile, blanche de préférence, pour mieux déceler les souillures, et de relever les manches jusqu'au-dessus du pli du coude.

Les cuvettes, plats de porcelaine et de faïence, de tôle émaillée ou de nickel pur doivent être stérilisés par le flambage à l'alcool ; il faut veiller à ce que les infirmiers, lorsqu'ils les présentent n'y plongent pas leur pouce. Les flacons, bocaux et récipients en verre, devront être stérilisés, soit par le passage dans l'étuve à air chaud, soit par un séjour dans un four de boulanger, ou, ce qui est plus pratique, par le lavage à l'acide sulfurique et par le rinçage avec de l'eau stérilisée très chaude.

L'adoption de l'asepsie a transformé le matériel instrumental : il doit être métallique, sans soudures, ou muni de soudures assez fortes pour supporter les hautes températures.

Les instruments doivent d'abord être tenus propres ; le nettoyage mécanique a, dans leur désinfection, la part dominante. Si on laisse après leur emploi, le sang, le pus et les sécrétions se dessécher en croûtes adhérentes ; si, par leur immersion immédiate dans l'eau très chaude, ou dans une solution phéniquée forte, on facilite la coagulation des substances albuminoïdes ; si on ne les essuie pas avec le plus grand soin et qu'on laisse la rouille les recouvrir, les germes seront inclus dans ces couches protectrices et la stérilisation deviendra malaisée.

Après chaque opération il faut rincer les instruments dans l'eau froide, les brosser dans un savonnage tiède et insister surtout sur leurs parties accidentées : puis brosser à l'alcool et plonger pendant quelques minutes dans une solution sodique bouillante.

On stérilise les instruments de divers moyens : les bains dans les solutions antiseptiques, le flambage et la chaleur sèche : le chauffage dans l'eau bouillante.

Il est aussi pratique de placer les instruments dans un plat, de verser un peu d'alcool et d'allumer. Il faut avoir soin de remuer le plat, afin que la flambée soit égale sur tous les points, et éteindre, soit en jetant sur le plat une compresse stérile mouillée, soit en submergeant les instruments avec une solution phéniquée forte, après quelques minutes, avant que l'acier ne bleuisse.

L'emploi de la chaleur sèche est aussi très avantageux un séjour de trente minutes dans une étuve sèche à 140° assure, d'après certains auteurs, l'asepsie parfaite, sans dégradation des instruments de métal et de gomme.

L'eau bouillante constitue le moyen le plus simple de stérilisation ; il faut faire bouillir les instruments métalliques dans une solution de carbonate de soude à 1 0/0, pendant vingt à trente minutes.

La rapidité et la sûreté des bains alcalins n'est point

leur seule qualité : leur réalisation est à la portée de toutes les pratiques.

Les sondes en gomme doivent, avant d'être soumises au bouillissage, subir une toilette spéciale ; lorsqu'on retire une sonde ou un drain qui ont servi, il faut y faire passer, pendant deux minutes, un fort jet d'eau de savon chaude, pour la rincer mécaniquement, y injecter de l'alcool à 70°, pour dissoudre les substances grasses employées à la lubréfaction de l'instrument, puis une solution de sublimé au $\frac{1}{1000}$ et les brosser extérieurement dans cette même solution.

Les éponges étant très difficiles à stériliser doivent être remplacées par des tampons d'ouate hydrophile.

Le matériel à pansement, à défaut d'étuve sèche ou d'appareils fonctionnant à la vapeur sous tension, peut être aseptisé dans le courant de vapeur.

Le bouilleur de Forgue, construit par Collin, paraît très simple et très pratique. Deux boîtes rectangulaires se superposent en se jointant exactement. La boîte inférieure, à pieds pliants, est destinée au bouillissage des instruments, et fait office de générateur de vapeur. La boîte supérieure dont le fond est criblé de trous reçoit les tampons, compresses, nappes ouatées ; le tout est stérilisé « à l'étouffée ». La vapeur pénètre par les trous et peut s'échapper par-dessous le couvercle.

Le chauffage est produit par un brûleur à alcool.

3° *Asepsie de la région opératoire.* — L'aseptisation comporte une série de moyens : on prescrira d'abord un grand bain, si possible, la peau sera rasée au voisinage de la plaie ou de la région à opérer.

Ce qui a été dit pour la désinfection des mains s'applique à l'aseptisation de la peau en général.

II. — *Antisepsie*

Quand on entre dans le domaine des faits particuliers, on voit que chaque antiseptique obéit à des lois spéciales. L'expérience clinique a établi qu'ils ont leurs avantages respectifs : celui-ci est plus maniable que tel autre, moins dispendieux, mieux utilisable pour telle région ou telle besogne de désinfection, de toxicité moindre aux doses agissantes. Et c'est de ces raisons pratiques, bien plus que de leur comparaison expérimentale, que la chirurgie s'inspire.

Malgré que nous sachions que le streptocoque, est surtout sensible au bichlorure de mercure, le vibrion septique à l'acide phénique, et le bacille de la tuberculose aux dérivés du goudron, il n'est pas permis de conclure que l'on agira, selon le cas, avec une antisepsie spécifique ; car le plus souvent c'est à des associations microbiennes qu'est dûe l'infection chirurgicale.

Ce dernier point explique d'ailleurs qu'on puisse augmenter la force microbicide des antiseptiques en les mélangeant entre eux : leur valeur ne s'additionne pas : elle se multiplie.

Par la combinaison de différentes substances on double leur pouvoir, sans que leur toxicité augmente dans les mêmes proportions.

La tendance actuelle est à modérer les doses et l'usage des antiseptiques : car l'on sait que la défense locale contre l'infection a, comme moyen dominant, l'activité phagocytaire et, comme condition majeure, l'intégrité vitale des cellules.

Or, ces cellules sont impressionnables aux actions coagulantes des antiseptiques, et l'abus des antiseptiques ne peut que leur être funeste, car on arriverait à frapper de mort l'élément anatomique avant le microorganisme.

Il faut donc que l'antisepsie ne soit pas un destructeur de germes, mais plutôt un agent retardateur de leur évolution : il suffit qu'elle aide la nature dans son effort de défense, qu'elle empêche la multiplication des assaillants.

Agents de l'antisepsie

Citons les principaux agents de l'antisepsie :

1° *Acide phénique*. — On a recours à la solution forte, à 5 0/0, pour immerger les instruments : ce bain a l'avantage de ne pas altérer le métal et d'être limpide.

On touche avec cette solution forte les plaies souillées et suspectes. Mais pour le lavage des mains et la surface cutanée, ainsi que pour les pansements, on doit employer la solution faible à 2,5 0/0.

On reproche à l'acide phénique son odeur et sa toxicité.

En outre, les immersions dans les solutions fortes sèchent la main, crispent la peau et provoquent des fourmillements désagréables.

Les intoxications par l'acide phénique sont patentes : en dehors des erreurs il s'agit, ou bien de malades ayant vis-à-vis de l'acide phénique une susceptibilité spéciale, ou bien de malades chez lesquels on a pratiqué de larges inondations du champ opératoire, surtout lorsqu'il s'agit de foyers traumatiques ouverts dans les cavités articulaires et les espaces médulaires des os, ou bien de plaies anfractueuses, sans déclivité : ou bien aussi, si on commettait l'imprudence de l'employer pour le lavage de la plèvre ou du péritoine.

Les principaux symptômes de l'empoisonnement sont la céphalalgie, les nausées, les vomissements, les convulsions, le refroidissement des extrémités, le pouls petit et la coloration foncée des urines.

2° *Sublimé*. — Le sublimé corrosif ou bichlorure de mercure est employé au $\frac{1}{1000}$. C'est un excellent désinfectant des foyers infectés.

Il est aussi employé très avantageusement à la désinfection des sondes, des drains, des soies, des tampons d'ouate, des crins de Florence et des brosses à mains.

Il est avantageux aussi d'employer le sublimé en formules associées : par exemple de lui joindre, par litre, un gramme de thymol; 5 grammes de phénol; 30 à 40 centigrammes de naphtol.

On a fabriqué un papier buvard spécial, imprégné de 50 centigrammes de sublimé par petite feuille, et donnant une solution titrée et colorée.

Ce papier se conserve bien, mais il importe que les feuilles, qui sont hygrométriques, soient maintenues dans des conditions de siccité convenable.

Il est impossible de se servir du sublimé pour immerger les instruments : il amalgame le métal.

Le sublimé a ses dangers : il irrite les téguments, il provoque des poussées d'érythème.

Il amène aussi, plus peut-être que les autres antiseptiques, des intoxications, qui se traduisent par quelques troubles intestinaux, des coliques, de la diarrhée, de la stomatite, du ptyalisme : si l'empoisonnement s'accentue, les selles deviennent glaireuses et verdâtres, les urines rouges.

3° *Chlorure de zinc*. — Dans les plaies infectées, le chlorure de zinc est un antiseptique de premier ordre : il est employé surtout comme caustique, à $\frac{1}{15}$ et comme désinfectant des parterres et des latrines 20 à 50 0/0.

4° *Permanganate de potasse*. — Antiseptique de choix pour certaines cavités muqueuses, 1 p. 2.000, et pour les mains des opérateurs, 1 0/0.

5° *Acide borique*. — C'est un antiseptique anodin, que l'on emploie pour les régions et les organes qui ne tolèrent pas un agent irritant (œil, oreille, nez, bouche), et le pansement de grandes surfaces dénudées.

La solution saturée à la température ambiante est de 3 0/0 : cette solubilité est accrue si l'on ajoute du borate de soude.

Dans les angines suspectes on peut associer de l'acide thymique et de l'acide salicylique : soit : pour 300 grammes d'eau bouillie, 10 grammes d'acide borique, 40 centigrammes de thymol, 4 grammes d'acide salicylique, et la quantité d'alcool nécessaire pour dissoudre.

6° *Iodoforme*. — Substance antiputride précieuse, la poudre d'iodoforme peut provoquer des accidents locaux, tels que érythème vésiculeux ou éruptions eczémateuses, et des accidents généraux, tels que troubles gastriques et nerveux (insommie, agitation, mouvements inconscients, inquiétude) : le pouls devient petit, mou, et bat de 110 à 120 fois par minute.

La toxicité de l'iodoforme varie suivant les individus : il est prudent de ne jamais insuffler les surfaces cruentées : la poussière iodoformique se noie dans le sérum sanguin et on court le risque de dépasser la dose inoffensive. Au contraire les surfaces qui granulent absorbent moins.

Quelques substances ont été proposées pour le remplacer : l'iodol, l'aristol et l'airol moins irritants et moins toxiques que l'iodoforme, et n'ayant pas l'inconvénient d'une odeur pénétrante et désagréable.

On emploie aussi le salol, le sous-nitrate de bismuth, et le sous-gallate de bismuth ou dermatol.

CHAPITRE XIX (1)

CONTUSION. — PLAIES. — BRULURES. — FROIDURES. — PHLEGMON CIRCONSCRIT ET ABCÈS CHAUD. — PHLEGMON DIFFUS. — ABCÈS FROID.

Contusion.

La contusion peut être définie une lésion traumatique, consécutive à une pression, et caractérisée par une meurtrissure ou un écrasement des couches sous-cutanées, sans solution de continuité de la peau. Suivant qu'elle est plus ou moins grave on dit de la contusion qu'elle est au premier, au deuxième, au troisième ou au quatrième degré.

Dans le premier degré il y a rupture des vaisseaux capillaires de la peau ou des couches sous-jacentes et apparition d'une ecchymose ou tache marbrée d'un noir d'encre.

Dans le deuxième degré, de plus gros vaisseaux sont ouverts, le sang se collecte et forme les bosses sanguines que l'on reconnaît à la sensation spéciale que donne au doigt l'écrasement des caillots.

Dans le troisième la destruction est encore plus profonde, les éléments anatomiques sont détruits, des dé-

(1) *Pathol. ext.* de Paul RECLUS.

collements se produisent et forment une sorte de cavité où la sérosité s'accumule.

Enfin dans le quatrième degré les vaisseaux, les nerfs, les muscles sont écrasés jusqu'à l'os lui-même, souvent broyés.

Les contusions du premier degré guérissent à peu près seules : lorsqu'elles atteignent le deuxième degré il faut diminuer l'afflux du sang par des compresses froides, par des massages prudents et par une compression méthodique.

Pour le troisième et quatrième degré, repos absolu des parties blessées, lavages et bains locaux antiseptiques, massages. S'il y a broiement de l'os immobiliser provisoirement le membre, pansement antiseptique.

Plaies.

On nomme plaie toute solution de continuité des téguments et des parties molles sous-jacentes, produite instantanément par une violence presque toujours extérieure.

Les plaies sont simples lorsque les bords en sont nets, qu'ils se juxtaposent sans peine et que rien ne s'oppose à l'affrontement et à la réunion primitive.

La plaie est composée, lorsque, outre la peau, le tissu cellulaire et même une partie des muscles, ou quelque organe important, un tendon, un nerf, de gros vaisseaux sont coupés, qui nécessitent une intervention opératoire distincte.

Enfin la plaie est compliquée, lorsqu'elle s'accompagne d'accidents locaux ou généraux.

Les plaies, étant produites par des causes différentes, peuvent être classées de la façon suivante :

1° Plaies par instruments tranchants.

2° Plaies par instruments piquants.
3° Plaies par instruments contondants.
4° Plaies par arrachement.
5° Plaies empoisonnées.

1° *Plaies par instruments tranchants.*

Ces plaies, que l'on nomme aussi coupures, sont produites par des objets, en forme de lames aiguisées, qui incisent les tissus : elles sont superficielles ou profondes.

Elles sont caractérisées par la douleur qui est provoquée par la section des nerfs, l'écoulement du sang dû à la section des vaisseaux, et l'écartement des lèvres de la plaie.

Les bords de ces plaies, rapprochés artificiellement ou naturellement, adhèrent sans suppuration et l'on obtient alors la « réunion immédiate ». Dans le cas contraire les lèvres n'ayant pas été rapprochées, les surfaces divisées se recouvrent de bourgeons, baignés de pus, et l'on a la « réunion médiate ».

Dans les deux cas on prendra les précautions d'asepsie habituelle et l'on fera un pansemnt antiseptique, c'est-à-dire que l'on appliquera sur la plaie, après l'avoir saupoudrée légèrement d'une poudre bactéricide, deux ou trois compresses de tarlatane, imbibée d'eau phéniquée, à 2. 0/0, ou de bichlorure au 1. 0/00, recouvertes d'une toile imperméable, et d'une couche de coton cardé. La plaie sera ainsi maintenue dans une atmosphère humide et chaude.

Le paquet individuel de pansement distribué, en temps de guerre, aux officiers, sous-officiers, et soldats, et porté dans une poche spéciale de la capote du dolman, ou de la veste, est à peu près analogue au pansement recommandé ci-dessus.

Une étiquette indiquant son mode d'emploi est collée sur chaque paquet. Il y est dit : « Pour ouvrir ce paquet, rompre le fil noir à l'endroit de la couture où le point est plus allongé, enlever la première enveloppe et déchirer la seconde, ensuite appliquer sur la plaie l'étoupe entourée de sa gaze, la compresse, l'imperméable. Assujettir avec la bande et les épingles, en ayant soin de ne serrer que très modérément. S'il y a deux plaies, diviser le pansement ». Bien entendu, ces objets de pansement ont été stérilisés avant d'être enfermés dans. la double enveloppe.

2° *Plaies par instruments piquants.*

Les piqûres sont des plaies étroites et profondes, produites par un objet pointu, qui peut sortir immédiatement de la blessure qu'il a faite, ou s'y briser et y demeurer.

Au niveau du thorax et de l'abdomen, au voisinage des jointures, la piqûre peut être pénétrante et s'ouvrir jusque dans la plèvre, le péricarde, le péritoine, ou la séreuse articulaire : la blessure est alors des plus graves.

Mais, en général, les piqûres guérissent rapidement avec un pansement antiseptique.

3° *Plaies par instruments contondants.*

On nomme ainsi les solutions de continuité de la peau, produites par un corps mousse. Les plaies contuses se caractérisent par leurs lèvres mâchées, déchiquetées, irrégulières, parfois il existe des décollements étendus.

Les accidents locaux et généraux dépendent beaucoup

de l'étendue des désordres : parfois il existe autour, et au-dessous de la plaie contuse, tous les degrés de contusion qui entraînent avec eux leur pronostic particulier.

Les plaies contuses ne se réunissent guère par réunion immédiate.

Les plaies que font les projectiles lancés par les armes à feu sont aussi des plaies contuses.

La blessure n'est pas toujours le fait du projectile, et la déflagration de la poudre peut, à elle seule, produire des accidents variés.

Les projectiles sont de formes et de volumes, pour ainsi dire, innombrables.

On les distingue cependant en deux grandes catégories, les petits projectiles lancés par des armes portatives, et les gros projectiles des canons et des obusiers, de tous modèles.

Ces boulets, ces obus, ces balles de divers calibres, ces grains de mitraille et de plomb ne percent pas toujours la peau. Sous les parois thoraciques et abdominales, intactes en apparence, les organes, tels que poumons, intestins, etc... peuvent être contus ou broyés. Les gros projectiles produisent de graves désordres, qui sont accompagnés d'un état général inquiétant ; le blessé est pâle et couvert d'une sueur froide, sa température s'abaisse de deux et même trois degrés, le pouls est petit, lent ; la respiration rare, et profonde ; on observe des nausées, des vomissements, quelques mouvements convulsifs.

Les petits projectiles déterminent de moindres désordres. Un seul orifice indique que le projectile est dans la plaie ; sur l'existence de deux orifices, on peut admettre ou bien que le projectile n'est pas resté dans les tissus qu'il a simplement traversés, ou bien que la balle ayant rencontré un os s'est divisée en plusieurs fragments, qui parcourent isolément leur route et dont les uns sortent parfois, tandis que les autres demeurent. La marche de ces traumatismes et leurs terminaisons varient selon l'importance des organes lésés. Une plaie en séton du tissu cellulaire, ou des muscles, n'est pas comparable aux plaies avec fractures des os, rupture des gros vaisseaux et des gros nerfs, pénétration dans une cavité articulaire, sans parler des viscères, dont le fonctionnement est indispensable à la vie, le cerveau, le cœur, les poumons et presque tous les organes abdominaux.

En attendant une intervention chirurgicale, si elle doit avoir lieu, le traitement urgent de toute plaie contuse, ou par arme à feu, consistera en une désinfection aussi rigoureuse que possible, à l'arrêt de l'hémorragie, et à l'immobilisation.

4° *Plaies par arrachement.*

On appelle ainsi les traumatismes, par une traction violente : les courroies et les engrenages des machines à mouvements rapides, la bride enroulée autour des doigts ou du poignet du cavalier, lorsque le cheval fait un brusque écart, la roue tournante d'une voiture, sont les causes les plus ordinaires des plaies par arrachement. La surface de ces plaies est irrégulière : il n'y a pas d'écoulement sanguin, grâce à la façon particulière dont les vaisseaux s'oblitèrent en se rompant. Il faut noter aussi l'absence presque totale de douleur dans ces graves mutilations. Ces plaies sont exposées à de nombreuses complications et aux suppurations diffuses. Elles guérissent, néanmoins, assez vite, à l'aide des pansements antiseptiques : les déchirures des tissus profonds se réunissent par réunion immédiate ; quant aux lambeaux mortifiés de la partie superficielle, ils s'éliminent et la surface granule, en constituant une cicatrice, plus ou moins régulière.

5° *Plaies empoisonnées.*

Elles se rapprochent des piqûres, car c'est un instruments à pointe acérée, qui, d'habitude, introduit dans l'organisme la substance toxique. Elles sont produites : 1° par les abeilles, les frelons, les guêpes ; 2° les scorpions, les vipères.

Dans le premier cas le traitement consiste à enlever délicatement l'aiguillon, s'il est encore fiché dans les chairs, tout en ayant soin de ne pas comprimer la poche à venin, parfois encore adhérente au dard, et qui pourrait se vider dans la plaie ; puis on lotionne avec une solution antiseptique, de l'alcool ou de l'ammoniaque. Dans le second cas il faut placer sur le membre, au-dessus de la plaie, une énergique ligature, qui s'oppose à la circulation du sang, condition nécessaire de l'absorption. On lave la blessure, on la comprime pour enlever et chasser la plus grande quantité possible de venin. On cautérise la plaie, avant d'enlever la ligature, qui doit être de courte durée, avec l'ammoniaque, l'acide phénique et de préférence le feu rouge, l'acide azotique ou le chlorure de zinc.

En même temps il faut prescrire des infusions excitantes.

Dans cette même catégorie de plaies il faut joindre les plaies virulentes, produites par les virus, qui, depuis les travaux de Pasteur, sont assimilés aux germes ou microbes. Ces plaies virulentes produisent les maladies telles que le charbon, la morve, la rage, etc...

6° Les traumatismes du globe oculaire demandent des soins très minutieux. On n'emploiera jamais des antiseptiques autres que la solution boriquée.

Après un nettoyage aseptique de la plaie, en évitant tout mouvement brusque, on peut, si le blessé souffre, instiller dans l'œil une ou deux gouttes de la solution de cocaïne au $\frac{1}{100}$. Puis on applique sur l'œil fermé quelques rondelles de gaze bouillie, trempées dans la solution boriquée, on recouvre de coton et on immobilise avec une bande de tarlatane ou de flanelle.

Brûlures.

On appelle brûlures les lésions, que produisent sur nos tissus, la chaleur et certaines substances toxiques : elles sont divisées en degrés qui s'élèvent, non avec l'étendue, mais avec la profondeur des tissus.

Ce n'est qu'au quatrième degré que la destruction de la peau est complète : le tissu cellulaire, sous-cutané, est même atteint et l'on trouve une eschare plus ou moins étendue.

La douleur est souvent moins vive que dans les degrés précédents, car les nerfs sont, non irrités, mais détruits.

Dans le cinquième degré la peau, le tissu cellulaire sous-cutané, les muscles sont détruits, de gros troncs vasculaires et nerveux sont souvent compris dans la masse brûlée.

Quant au sixième degré il entraîne avec lui la destruction complète du membre.

Les phénomènes généraux sont plus ou moins intenses suivant l'étendue et la profondeur de la blessure ; leur évolution comprend trois périodes : la première, caractérisée par la congestion et la douleur, qui

cessent à la fin du second jour : la deuxième par une
fièvre intense que provoquent les lésions propres à la
brûlure et les inflammations viscérales : dans la troisième période, qui commence à la chute des eschares,
des accidents très graves peuvent être causés par une
suppuration trop abondante qui affaiblit le malade.

Il faut éviter d'arracher l'épiderme, soulevé par les
phlyctènes : aussi faudra-t-il ouvrir les vésicules, à l'aide
d'une aiguille flambée, au point le plus déclive : la douleur est alors bien moins vive et la suppuration moins
à craindre : les pansements antiseptiques sont employés, et la vaseline phéniquée est surtout recom-
mandable à cause de l'influence sédative que l'acide
phénique exerce sur la douleur. Il faut envelopper les
pansements d'une épaisse couche d'ouate qui non seulement filtre l'air et arrête les germes, mais encore exerce
une légère compression qui modère les phénomènes
inflammatoires.

Froidures

On appelle froidures, les lésions que le froid produit
sur nos tissus. Le froid peut n'exercer son action que
sur les points limités du corps, mais on observe aussi
des cas où l'organisme est frappé tout entier. De là une
première division en froidures locales, et en froidures
générales.

Les premières ayant avec les brûlures de grandes ana-
logies, ont été aussi assimilées à leur classification.

Au premier et au deuxième degré nous trouvons les
engelures, localisées principalement aux orteils et aux
doigts.

Le troisième degré qui correspond aux degrés des
brûlures, autres que les deux premières, est beaucoup

plus grave ; non seulement le derme est frappé de mort, mais parfois une grande épaisseur des tissus, qu'il recouvre, est atteinte: Les téguments sont livides par places, comme marbrés et parsemés de phlyctènes larges.

Si la gélure est exposée subitement à la chaleur, la réaction fébrile est intense et une gangrène envahissante peut frapper toute la portion du membre primitivement atteinte par le froid.

Ces lésions surtout celles du premier et deuxième degré peuvent évoluer, sans provoquer de troubles généraux. En cas de suppuration, on peut voir survenir les accidents des plaies.

Dans les froidures générales, après une excitation passagère, les membres s'engourdissent, la vue se trouble ; on est saisi d'une lassitude générale, d'un besoin irrésistible de sommeil ; le corps chancelle, la respiration s'embarrasse, le cœur se ralentit, cesse de battre et on meurt, à moins de prompts secours, au point où on s'est affaisé.

Le traitement des froidures locales consiste, d'abord, en soins préventifs : on peut conseiller d'éviter les brusques écarts de température, de recouvrir les mains et les pieds de laine, de ne pas mettre les membres refroidis devant un foyer ardent, et de ne pas négliger les frictions sèches, astringentes, et les massages qui régularisent la circulation périphérique.

Lorsque les gélures existent au premier degré, c'est-à-dire sans ulcérations, ou dissipera, parfois, la congestion de la peau par des lotions légèrement excitantes ; le vin chaud, le vin aromatique, l'alcool camphré sont préconisés. Au deuxième degré, lorsque les crevasses et les ulcérations ont déjà entamé le derme, on se servira de substances, qui préservent du contact de l'air les parties dénudées, la vaseline phéniquée au 1/100, la vaseline boriquée au 1/50, le collodion riciné.

Pour les gélures au troisième degré, toutes les précautions doivent être prises pour éviter une réaction inflammatoire trop intense ; on a préconisé de tout temps, les frictions sur les parties atteintes avec de la neige ou de l'eau très froide. Un bon moment après on pourra alterner les frictions froides, avec des frictions faites avec de la flanelle, puis on procédera à l'enveloppement ouaté. Dans le cas de froidures générales, quand l'organisme tout entier semble atteint, on devrait agir avec les mêmes précautions ; frictions sur tout le corps avec de la neige, dans une chambre à basse température.

Dans le cas de mort apparente, il faudrait pratiquer la respiration artificielle, et les tractions rythmées de la langue, sans se laisser rebuter, et les continuer pendant plusieurs heures, si les mouvements spontanés se faisaient attendre.

Phlegmon circonscrit et abcès chaud.

L'inflammation du tissu cellulaire sous-cutané prend le nom de phlegmon ou abcès ; phlegmon circonscrit, lorsque l'amas de pus se limite par une sorte de membrane : abcès chaud lorsque l'inflammation est circonscrite à une toute petite surface.

Le plus souvent c'est la suite d'une violence extérieure, de la pénétration dans les chairs d'un corps étranger, écharde, projectile, éclat de pierre, que la suppuration se produit ; elle succède aussi à certaines ruptures vasculaires, aux épanchements de sang et de sérosité.

Au cours des maladies infectieuses, telles que fièvre typhoïde, scarlatine, variole, ou pendant la convalescence de ces mêmes maladies, on observe des abcès. Les caractères des abcès et phlegmons circonscrits sont ceux de toute inflammation, c'est-à-dire, tuméfaction, rougeur, chaleur et douleur. La peau très chaude est le siège d'une douleur vive, lancinante, accompagnée de petits battements, en rapport avec les pulsations artérielles, et qui disparaissent, ou s'atténuent, lorsqu'on donne à la partie atteinte une position élevée, qui diminue l'afflux du sang.

Lorsque le phlegmon est profond, il y a la même douleur, les mêmes battements, mais la tuméfaction est moins nette, plus étalée ; on constate quelquefois un peu de fièvre, puis lorsque le pus s'accumule, le malade éprouve quelques légers frissons irréguliers.

Les phlegmons et les abcès à leur début, ont été parfois arrêtés dans leur évolution. Les bains antiseptiques, tièdes, continus ou longtemps prolongés, l'élévation des parties pour empêcher l'afflux du sang, sont des moyens à employer, et qui donnent de bons résultats.

Pour obtenir un soulagement immédiat, on doit appliquer le « cataplasme antiseptique », constitué par la simple tarlatane, repliée en plusieurs doubles, et imbibée d'une solution de Van Swieten, ou solution au bichlorure de mercure à 1. 0/00, d'acide borique à 30. 0/00, ou d'acide phénique à 20. 0/00, dont on élève la température à 40° ou 45°. Par-dessus, étendre une pièce de taffetas gommé, recouverte aussi d'une feuille de ouate.

Lorsque le pus s'est collecté, que les souffrances sont vives et la tumeur envahissante, le traitement devient insuffisant, il faut donner issue à la collection purulente.

Phlegmon diffus.

Le phlegmon diffus est l'inflammation, non circonscrite, du tissu cellulaire ; elle est caractérisée par la
tendance à l'envahissement, à la mortification des
couches voisines.

Le phlegmon diffus succède souvent aux traumatismes, surtout lorsqu'ils portent sur une région riche
en lymphatiques, aux doigts et aux orteils, sur le dos de
la main, et du pied, à la surface externe des membres.

Les instruments souillés de substances septiques, les
aiguilles ou épingles malpropres, déterminent souvent
des inflammations diffuses, dont le développement est
lié à l'introduction, dans l'organisme, de germes infectieux. Mais ces microbes, quel que soit leur mode d'introduction, plaie légère ou profonde, fracture compliquée, plaie par arme à feu, ne peuvent à eux seuls provoquer un phlegmon diffus, il faut que l'organisme s'y
prête ; l'influence des causes générales est prédisposante·
Cet accident redoutable apparaît surtout chez les dia-
thésiques, chez tous ceux dont le sang a subi de profondes altérations, diabétiques, albuminuriques, alcooliques. Les fièvres infectieuses, telles que la fièvre typhoïde, la rougeole, la scarlatine, prédisposent aussi
aux inflammations diffuses.

Les symptômes locaux ainsi que les phénomènes généraux sont très intenses. Ceux-ci ouvrent la scène par
un frisson, de la céphalalgie, des troubles gastriques ;
la température s'élève au moment où les tissus commencent à se nécroser, la douleur s'atténue, la tuméfaction est moins dure, on observe de l'œdème, indice
de l'existence d'un foyer suppuré.

La période de suppuration est alors commencée, le pus
marche vers l'extérieur. Au début le traitement est le

même que celui que nous avons indiqué pour les phlegmons circonscrits.

Mais il faudra pratiquer rapidement des incisions multiples au fer rouge ou au bistouri. Les bains antiseptiques seront utilisés même après les interventions, ainsi que les pansements avec les solutions au bichlorure et à l'acide phénique, complétés avec de l'iodoforme.

On ne négligera pas le traitement général; le malade sera alimenté, ses forces soutenues, on donnera du vin, du cognac à petites doses, des préparations de quinquina.

Abcès froid.

Ce sont des collections purulentes, qui se développent lentement, sans réaction inflammatoire préalable, chez les individus de diathèse tuberculeuse ; elles sont presque toujours la conséquence d'une tuberculose osseuse, ou d'une tuberculose ganglionnaire.

Le pansement antiseptique ne peut suffire, il faut une intervention chirurgicale, et un traitement général.

CHAPITRE XX

NOTIONS D'OSTÉOLOGIE (1). FRACTURES (2).

Le squelette de l'homme, lorsqu'il a atteint le développement complet, ce qui a lieu de 25 à 30 ans environ, se compose de 203 os, répartis de la façon suivante :

Tronc, tête, crâne	8
Tronc, tête, face	14
Tronc, colonne vertébrale.	24 } 29
Sacrum et coccyx	5
Côtes et sternum	25
Os hyoïde	1
Membres { supérieurs	64
{ inférieurs.	62
	———
	203

Les os, outre leur volume qui varie, et les a fait diviser en grands, petits et moyens, présentent une forme générale, plus ou moins comparable, pour la plupart, aux formes géométriques. On les a divisés, sous ce rapport, en trois classes, suivant la prédominance de leurs diamètres : les os longs, les os plats et les os courts.

(1) *Anatomie*, H. BEAUNIS et A. BOUCHARD.

(2) *Path. Ext* , Paul RECLUS et G. BOUILLY. *Petite chirurgie*, A. JAMAIN.

Dans les os situés sur la ligne médiane du corps, les deux moitiés de l'os, par rapport au plan médian, se reportent symétriquement : pour les os situés latéralement, il n'en est plus de même, mais ils sont symétriques par rapport à ceux du côté opposé.

Les os sont des organes dont la composition est très complexe. La masse de l'os, sa charpente fondamentale est constituée par le tissu osseux ; les cavités, interceptées par ce tissu, sont remplies par une substance molle, pulpeuse, moelle des os : la surface de l'os est limitée et enveloppée par une membrane appelée le périoste, dans toute sa portion non articulaire, et par du cartilage, dans sa partie articulaire : enfin l'os reçoit des vaisseaux et des nerfs.

Des os en particulier.

1° *Tronc.* — Le tronc comprend le crâne, la colonne vertébrale et le thorax.

a. *Crâne.* — Les principaux os du crâne sont :

L'occipital, os impair, médian, symétrique, situé à la partie inférieure et postérieure du crâne qu'il rattache à la première vertèbre cervicale.

Le frontal, os impair, en forme de coquille, situé à la partie supérieure de la face.

Le temporal, os pair, irrégulier, situé dans la région inférieure et latérale du crâne, qui loge dans son épaisseur l'organe de l'audition.

Le pariétal, os pair, quadrilatère, qui constitue les parties latérales et supérieures du crâne.

Le maxillaire supérieur, os pair, irrégulier, qui constitue, en s'articulant sur la ligne médiane, avec celui du côté opposé, la plus grande partie de la mâchoire supérieure, et concourt à la formation des cavités buccale. nasale et orbitaires.

L'os nasal pair, de forme très variable, suivant les individus, et suivant les races, qui est situé à la racine du nez de chaque côté de la ligne médiane.

L'os malaire ou *jugal*, pair, résistant, forme la saillie de la pommette.

Le maxillaire inférieur, impair, en fer à cheval, à concavité postérieure, qui constitue, à lui seul, le squelette de la mâchoire inférieure.

b. La colonne vertébrale se compose de vingt-quatre vertèbres, le sacrum et le coccyx. Les vertèbres se divisent, suivant les régions qu'elles occupent, en sept cervicales (vertèbres du cou), douze dorsales et cinq lombaires.

c. Le thorax est constitué, en arrière, par les vertèbres dorsales, en avant, par le sternum, de chaque côté par douze côtes, qui, sauf les deux dernières, rattachent les vertèbres dorsales au sternum par l'intermédiaire des cartilages costaux.

2° *Membres.*

a. Os du membre supérieur.

Le membre supérieur se compose de quatre segments, qui sont, de la racine vers l'extrémité, l'épaule, le bras, l'avant-bras et la main.

L'épaule forme une demi-ceinture osseuse, entourant la partie supérieure du thorax, et constituée en avant par la clavicule, en arrière par l'omoplate ; fixée en avant au sternum par des ligaments, et reliée à celle du côté opposé par le ligament interclaviculaire, elle est tout à fait libre en arrière, où l'omoplate ne fait que s'appliquer, sans adhérence, sur la face postérieure du thorax.

Le bras comprend un seul os, l'humérus, long d'environ 0^m,32, tordu sur son axe.

L'avant-bras se compose de deux os : l'un interne

(du même côté que l'auriculaire), le cubitus ; l'autre externe (du même côté que le pouce), le radius, interceptant entre eux un espace, espace interosseux.

Les os de la main se composent de trois segments ; le carpe (os du poignet), le métacarpe, et les doigts ; en tout 27 os.

Le carpe se compose de huit petits os, disposés sur deux rangées ; le métacarpe de cinq os, appelés métacarpiens, interceptant entre eux des espaces interosseux ; les doigts, sauf le pouce, se composent de trois segments ou phalanges : le pouce n'en a que deux.

b. Os du membre inférieur.

Le membre inférieur se compose de quatre segments osseux, qui sont de la racine du membre vers l'extrémité, le bassin, la cuisse, la jambe et le pied.

Le bassin, formé par la réunion du sacrum, du coccyx et des os iliaques, représente une ceinture osseuse, évasée à sa partie supérieure.

La cuisse comprend un seul os, le fémur, le plus long et le plus volumineux des os du corps.

La jambe se compose de deux os, un interne, le tibia, (du même côté que le gros orteil), l'autre externe, le péroné (du même côté que le 5ᵉ ou petit orteil), auxquels on peut joindre la rotule.

Le pied se compose, comme la main, de trois parties, d'arrière en avant ; le tarse, le métatarse et les orteils ; comprenant en tout 26 os.

Le tarse (cou de pied) analogue du carpe, se compose 7 os, divisés en deux rangées.

Le métatarse se compose de 5 os ou métatarsiens, interceptant, entre eux, des espaces interosseux.

Les orteils, analogues aux doigts, comprennent, sauf le gros, trois phalanges : le gros orteil n'en a que deux.

Fractures.

On nomme fracture toute solution de continuité des os, produite brusquement. La fracture est traumatique lorsqu'elle succède à une violence extérieure ou à une contraction musculaire énergique ; elle est pathologique lorsqu'elle est facilitée par une altération préalable du tissu osseux.

Les causes des fractures sont prédisposantes ou déterminantes.

Les causes prédisposantes résident parfois dans certaines particularités anatomiques, physiologiques ou pathologiques. C'est ainsi que la forme de l'os n'est pas indifférente, et les os longs sont beaucoup plus souvent atteints que les os courts ou les os plats. L'âge aussi a son influence, et on les observe surtout chez les adultes, car c'est à la période de la plus grande énergie musculaire qu'on se livre aux travaux les plus rudes.

Les os des vieillards, spongieux et raréfiés, résistent moins, et à violence égale, se cassent plus facilement. Ceux des enfants, au contraire, échappent, grâce à leur flexibilité.

Enfin, il existe de nombreuses observations de fracture, où la cause déterminante est si légère qu'il faut faire intervenir comme facteur une fragilité particulière de l'os, due à un état pathologique, tel que le rachitisme, la scrofule, etc.

Les causes déterminantes se rangent sous deux chefs : les violences extérieures, les contractions musculaires exagérées.

Les premières produisent les fractures directes ou indirectes.

La fracture est directe lorsque la solution de continuité se fait au point d'application du corps vulnérant, un coup de bâton, un coup de pied de cheval, une roue de voilure, cassent ou écrasent l'os à l'endroit touché. Au contraire, dans les chutes, par exemple, l'os pris entre la résistance du sol et le poids du corps se courbe en arc et se rompt au point le plus faible.

Les fractures par contraction musculaire sont plus rares ; on les observe sur les os où s'insèrent des muscles puissants.

Suivant que le trait de fracture intéresse tout ou partie de l'épaisseur de l'os, la fracture est dite complète ou incomplète.

La fracture complète est de beaucoup la plus fréquente : elle peut être simple ou multiple. Dans la première, l'os n'a été rompu qu'en un point, tandis que dans la seconde, il existe deux ou plusieurs traits qui isolent un plus ou moins grand nombre de fragments.

Les fractures sont non communicantes fermées, ou bien communicantes, à foyer ouvert, c'est-à-dire compliquées d'une plaie.

Fractures fermées. — Les signes de ces fractures sont physiques ou rationnels. Les signes rationnels sont la douleur, l'impuissance du membre, le gonflement, l'ecchymose ou les épanchements sanguins.

L'importance de la douleur est extrême ; elle est caractérisée par son siège précis au niveau du trait de la cassure.

L'impuissance du membre est encore un signe de la plus grande valeur : la contraction musculaire ne peut mouvoir le membre.

Le gonflement des parties molles, les épanchements sanguins, les ecchymoses n'ont en général qu'une importance bien secondaire, car ces accidents sont l'apanage de tous les traumatismes.

Les signes physiques ont été nommés aussi signes de

certitude : lorsqu'on a constaté la crépitation, la mobilité anormale et la déformation on ne saurait douter de
la fracture.

La crépitation est rarement entendue, mais elle se
perçoit par le toucher ; c'est une sensation provoquée
par le frottement des deux fragments osseux.

La mobilité anormale est perçue lorsqu'on saisit le
membre à ses deux extrémités et qu'il s'infléchit en
un point où il n'existe pas d'articulation.

La déformation du membre aide à reconnaître l'existence d'une fracture, mais elle ne le permettrait pas à elle
seule, car une luxation, une exostose, les traces d'une
fracture ancienne, peuvent déformer un membre.

Fractures compliquées ouvertes. — Elles peuvent montrer à leur tour, tous les signes rationnels ou physiques
que nous venons de passer en revue. Ce qui les caracté-
rise c'est la destruction des téguments au niveau de la
fracture, dont le foyer communique avec l'extérieur :
souvent on peut voir des fragments osseux et leurs den-
telures : il y a là une preuve nouvelle, qui, évidemment,
dispenserait de toutes les autres.

Complications. — On nomme ainsi tout accident général, ou tout désordre local, de nature à aggraver la lésion principale, à retarder ou à compromettre la conso-
lidation ; ces complications sont locales ou générales.

Les plus importantes des complications locales sont
l'emphysème, ou épanchement d'air atmosphérique dans
le tissu cellulaire sous-cutané, la gangrène, l'hémorragie, les esquilles.

La fracture s'accompagne parfois de luxation ou d'arthrite, lorsque le trait de fracture est peu éloigné de
l'articulation.

Les complications générales proviennent de l'ostéo-
périostite, ou inflammation osseuse, de la nécrose, ou

gangrène osseuse, des suppurations profuses, désordres locaux, qui provoquent eux-mêmes la fièvre, les gangrènes foudroyantes, les lymphangites et les phlébites, l'érysipèle, le tétanos.

Une fracture, primitivement fermée, peut se transformer en une fracture ouverte : le traumatisme violent a contusionné la peau et les parties sous-jacentes : les éléments anatomiques se gangrènent et le foyer de la fracture arrive alors à communiquer avec l'extérieur.

Les fractures fermées sont moins graves que les fractures ouvertes : celles-ci présentent une gravité extrême lorsque les téguments sont détruits dans une grande étendue et que l'os est brisé en plusieurs fragments. Non seulement les appareils sont difficiles à poser, la réduction exacte presque impossible à maintenir, le raccourcissement et la production de cals irréguliers sont à peu près de règle, mais des accidents mortels éclatent souvent : les fractures par projectiles de guerre sont spécialement redoutables ; et autrefois, avant l'emploi rigoureux des appareils immobilisateurs et des pansements antiseptiques, l'amputation, malgré ses dangers, était la seule ressource du blessé.

Toute fracture, même la moins grave, altère un peu la fonction, et le retour à l'intégrité première est presque exceptionnel.

Nous nous occuperons d'abord des fractures fermées. La tonicité musculaire, le traumatisme lui-même ont, d'habitude, déplacé les fragments osseux. Il faut remettre ces fragments en place, les réduire, puis on maintiendra la réduction par des appareils appropriés.

Pour réduire une fracture, un aide pratique une traction sur le fragment inférieur, tandis qu'un autre aide maintient la racine du membre. Grâce à ce double mouvement en sens inverse, extension et contre extension, le chevauchement cesse et l'on peut veiller à la coaptation, qui consiste à donner aux fragments la situation qu'ils avaient avant la fracture.

Les appareils employés dans le traitement des fractures sont toujours destinés à maintenir les fragments dans un rapport aussi complet que possible.

Certaines pièces d'appareils sont nécessaires à presque tous les pansements de fracture ; les bandes, les compresses, les attelles, les coussins. Les attelles sont des lames minces, étroites, de longueur très variable, de bois, de carton, de fer blanc, de fil de fer etc. Elles servent à maintenir immobiles les os fracturés.

Les coussins sont des sacs de toile, étroits, allongés ; leur largeur est de huit centimètres environ : leur longueur est proportionnée à la longueur du membre sur lequel ils doivent être appliqués. Ils doivent être remplis d'une substance molle qui puisse se déplacer facilement ; la balle d'avoine est celle qui est le plus souvent employée : le coussin doit être plus épais dans les points où le membre présente des dépressions ; plus mince, au contraire, partout où il offre des saillies : de cette manière l'attelle, qui est en contact avec le coussin, presse à peu près également sur toute la longueur du membre.

Lorsqu'on manque de coussins on peut les remplacer par des linges pliés en plusieurs doubles, du coton ou du foin.

Pour maintenir solidement les différentes pièces d'un appareil on se sert de lacs en ruban de fil, terminés, autant que possible, par une boucle à l'une de leurs extrémités.

Les gouttières sont encore employées pour contenir les fractures, surtout celles des membres inférieurs. Le membre enveloppé est placé dans la gouttière garnie de ouate, qui joue alors le rôle des attelles.

Les gouttières, les plus en usage, sont en fer blanc ou en fil de fer.

TRAITEMENT MOMENTANÉ DES FRACTURES

I. — Membre supérieur.

1° *Epaule, omoplate, clavicule.* — Un coussin dans l'aisselle, et un bandage fixant le bras au tronc : l'avant-bras relevé est immobilisé dans une écharpe.

2° *Bras.* — Après la réduction, un coussin et une petite attelle sur le côté externe, un bandage fixe le bras au tronc qui sert d'attelle interne : l'avant-bras relevé est immobilisé dans une écharpe.

3° *Avant-bras.* — La contention de cette fracture est délicate : la position à donner à l'avant-bras n'est pas indifférente : fléchir l'avant-bras sur le bras à angle droit, la main étant verticale, c'est-à-dire le pouce en haut et l'auriculaire en bas : placer un coussin et une attelle sur la face antérieure de l'avant-bras, remontant jusqu'au dos de la main en laissant les doigts libres : un coussin et une attelle sur la face postérieure remontant jusqu'à la naissance des phalanges ; immobiliser à l'aide d'une bande, sans trop serrer, surtout au voisinage du poignet ; suspendre ensuite le membre dans une écharpe.

4° *Poignet, main.* — Une petite attelle de la largeur de la main, bien matelassée, maintenue par un bandage ; l'avant-bras et la main immobilisés dans une écharpe.

II. — Membre inférieur.

1° *Bassin.* — Un large bandage de diachylon, passant autour du bassin peut quelquefois assurer une immobilisation relative des surfaces fracturées et procurer un peu de soulagement.

Il est bon aussi de coucher le malade sur un coussin résistant au-dessus du siège présumé de la fracture, de façon à empêcher le lit de presser sur le fragment inférieur.

2° *Cuisse.* — Le déplacement des fragments assez considérable, est dû à la puissance constante de certains groupes musculaires, auxquels il faut opposer une résistance constante, c'est-à-dire l'extension continue.

L'extension est faite par des bandes de diachylon, six bandes de 1^m,20 de longueur et de 0^m,06 de largeur, appliquées en anse sur la jambe, à la partie inférieure de la cuisse, au-dessous de la fracture ; des bandes circulaires en diachylon maintiennent et appliquent le long de la peau ces bandelettes verticales, formant anse, à 6 centimètres environ de la plante du pied ; une corde attachée à l'anse soutient un poids de 2 à 3 kilogrammes, pendant au pied du lit.

Dans l'anse formée par les bandelettes, on interpose une planchette de 9 centimètres de longueur et de 6 de hauteur, pour éloigner de chaque côté les bandelettes des malléoles, et éviter une compression douloureuse de celles-ci ; c'est à cette planchette que sont fixés la corde et le poids.

La contre-extension est faite par le poids du corps du blessé, couché horizontalement sur un lit dont les pieds de devant ont été légèrement élevés, à l'aide de cubes de bois ou de briques d'une hauteur de 10 à 15 centimètres.

3° *Rotule*. — Assurer l'immobilité du genou à l'aide d'une gouttière matelassée ou d'un bandage ouaté commençant depuis l'extrémité du pied.

4° *Jambe*. — La réduction obtenue, on peut la maintenir corrigée à l'aide de coussins et d'attelles posés sur les faces externe, interne et antérieure, le tout solidement maintenu à l'aide de lacs.

Le pied devra être maintenu à angle droit sur la jambe pour éviter une mauvaise attitude, qui plus tard serait gênante pour la marche.

5° *Pied*. — Les fractures du pied peuvent être immobilisées à l'aide d'une gouttière ou d'une attelle un peu large, bien matelassée.

On doit appliquer le massage au traitement des fractures, surtout dans les cas de fracture siégeant au voisinage des articulations, ou comprenant l'articulation. Le massage favorise la formation du cal ; il active la circulation du sang, diminue l'engorgement, empêche les raideurs musculaires, tendineuses et articulaires et fait éviter l'atrophie musculaire et l'ankylose plus ou moins complète, qui sont la conséquence fatale d'une longue immobilisation.

CHAPITRE XXI

Les os peuvent être réunis entre eux, ou bien par une
masse intermédiaire, fibreuse ou fibro-cartilagineuse,
pleine et solide (articulation des os iliaques du bassin,
avec le sacrum par exemple) ou bien par des moyens
d'union interceptant, avec les surfaces articulaires en
contact, une cavité, dite cavité articulaire. Nous ne nous
occuperons que de ce genre d'articulations, appelées
diarthroses.

Elles possèdent les parties suivantes : 1° des surfaces
articulaires ; 2° le cartilage de revêtement de ces surfaces ; 3° la synoviale ; 4° les moyens d'union ou ligaments : ce sont les parties fondamentales ; en outre on
y trouve des parties accessoires, tendons, muscles,
parties molles ambiantes.

1° Les surfaces articulaires d'un os concordent habituellement avec celles de l'autre ; ainsi à une concavité
d'un des os correspond sur l'autre os une convexité de
même rayon : mais dans beaucoup d'articulations ceci
n'arrive pas, et on trouve, par exemple, deux convexités

(1) *Anatomie*, H. BEAUNIS et A. BOUCHARD.
(2) *Path-Externe*. P. RECLUS.

11*

se correspondant : dans ces cas, la non concordance est ordinairement corrigée par un ligament intérarticulaire, interposé entre deux os, et s'adaptant à leurs courbures par ses deux faces.

2° Les surfaces articulaires des os sont recouvertes d'un cartilage qui forme une couche lisse et jolie, fortement élastique, qui sert à amortir les pressions et les chocs que subissent les os et à maintenir la forme des surfaces articulaires.

3° La synoviale est une membrane très mince, formant, dans son type le plus simple, une sorte de manchon, allant d'un os à l'autre et inséré par ses deux ouvertures à la limite du cartilage et des surfaces articulaires.

La cavité interceptée par la synoviale et les cartilages articulaires constitue la cavité articulaire, cette cavité est ordinairement réduite à 0° à l'état normal, à cause du contact parfait des surfaces, et n'existe qu'à l'état de simple fente linéaire. On trouve pourtant dans la cavité articulaire, soit entre les deux surfaces accolées, sous forme de couche très mince, soit accumulée dans les culs de sac de la synoviale, une petite quantité d'un liquide alcalin filant, incolore ou jaunâtre, qu'on appelle la synovie, qui sert à remplir les vides existants entre les surfaces articulaires et à faciliter leurs glissements : Les synoviales sont très vasculaires : les nerfs sont assez nombreux et donnent à ces membranes une vive sensibilité.

4° Les ligaments ou moyens d'union sont de deux sortes : les uns, ligaments périarticulaires, situés en dehors de l'articulation et allant d'un os à l'autre ; les autres ligaments intérarticulaires, sont dans l'intérieur de l'articulation, interposés entre les surfaces articulaires.

Entorse.

On nomme entorse l'ensemble des phénomènes que des mouvements forcés provoquent dans une jointure. Elle résulte d'une contraction musculaire assez énergique ou d'une violence extérieure assez puissante pour distendre ou déchirer les ligaments.

Les jointures, atteintes de préférence, sont le coude, le poignet, le genou et surtout les articulations du pied.

Dans les mouvements exagérés de la jointure, les surfaces articulaires s'écartent ou glissent l'une sur l'autre ; la synoviale, les ligaments, les tissus voisins sont distendus, tiraillés, déchirés.

Dès que l'entorse est produite, il survient, au niveau de l'articulation frappée, une douleur très vive, qui dans certains cas, a pu provoquer la syncope ; elle est exaspérée par le moindre mouvement et rend absolue l'impuissance du membre. Elle est fixe et on la trouve en un point précis, juste au niveau de l'interligne articulaire et au lieu d'implantation des ligaments de la jointure. Bientôt apparaît le gonflement, qui déforme l'articulation empâtée et rouge. L'ecchymose, qui dépend des ruptures musculaires, est assez rare.

Les entorses légères, les simples distensions ligamenteuses, guérissent vite pour peu qu'on leur applique un traitement approprié ; celles qui s'accompagnent de déchirures étendues et d'arrachement osseux sont d'une évolution lente : une arthrite se développe assez souvent. Il faut compter aussi avec les atrophies et les paralysies des muscles.

On ne peut guère confondre les entorses qu'avec les luxations ou les fractures. Lorsque le gonflement est très considérable, il est assez difficile de voir si les surfaces articulaires se correspondent bien et s'il n'y a pas de déplacement des extrémités osseuses. Cependant l'ecchymose, habituelle dans la fracture, rare dans l'entorse, le siège précis de la douleur, sur les ligaments articulaires dans l'entorse, suffisent, en général, pour faire le diagnostic.

Le traitement de l'entorse est simple : en voici la technique :

1° Le membre malade est plongé dans un vase contenant de l'eau chauffée à 45°.

2° On ajoute ensuite de l'eau bouillante pour élever la température du bain, si possible, à 48 ou 50° et même en cas de tolérance, à 55°.

Durée du bain : huit à dix minutes : du reste on suspend cette immersion dès que le blessé ressent une sensation de chaleur générale, et accuse de la sudation. Les effets de l'immersion sont immédiats et se traduisent par la souplesse de l'articulation, et la facilité de mouvements.

Le massage doit être simplifié autant que possible : il peut être pratiqué ainsi :

1° Faire des onctions sur la jointure entorsée, avec un corps gras (huile, vaseline).

2° Saisir avec les deux mains la région douloureuse et gonflée, et exercer une friction légère avec la face palmaire du pouce, par frottement doux et glissement rapide, et, manœuvre importante, en le dirigeant, de l'extrémité du membre vers sa racine, des pieds vers le mollet, du poignet vers l'avant-bras ; après quelques minutes, quand la région est engourdie, frictions fortes pour terminer. La durée de la séance est de dix à quinze minutes.

Après la balnéation et le massage, comprimer la région, soit à l'aide d'une bande élastique, soit à l'aide d'une bande en flanelle, en commençant toujours par l'extrémité des doigts ou des orteils, pour éviter le gonflement : la compression douce favorise la résorption des infiltrations.

En combinant l'emploi des trois méthodes, la guérison rapide, dans l'espace de quinze jours, n'est point douteuse, à moins de traumatisme d'une gravité exceptionnelle.

Luxations.

On nomme luxation le déplacement permanent des extrémités articulaires dont les surfaces ne se correspondent plus.

On en distingue trois grandes catégories : les luxations congénitales : les luxations pathologiques, qui surviennent à la suite de graves altérations, provoquées dans les tissus de l'articulation par les affections chroniques et aiguës : enfin les luxations traumatiques, qui seules nous intéressent et qui succèdent à une violence extérieure, ou à une contraction musculaire trop énergique.

Il existe des causes prédisposantes : certaines jointures, les plus mobiles d'ordinaire, se luxent beaucoup plus souvent que les autres : la fréquence varie suivant les âges : elles commencent à devenir nombreuses à partir de vingt ans : leur chiffre s'abaisse après la soixantaine. La constitution, la résistance musculaire et ligamenteuse, doivent être invoquées. Elles sont également plus fréquentes après une arthrite : une luxation antérieure prépare à une nouvelle luxation.

Les causes déterminantes sont de deux ordres : les violences extérieures et les contractions musculaires. Dans certains cas la cause est double, et la contraction musculaire ajoute son action à la violence extérieure. Parfois la luxation peut être volontaire et l'on voit des individus qui, par la simple contraction musculaire, se déboîtent la hanche, la rotule, l'épaule, le pouce.

Les désordres qui accompagnent la luxation n'ont pas toujours la même gravité : ils peuvent être presque nuls : on constate à peine une distension, une rupture de ligaments ; mais le plus souvent les déchirures sont larges.

Lorsque la luxation se produit, une douleur est perçue au niveau de la jointure déboîtée : cette douleur est moins circonscrite que celle de la fracture : elle s'irradie et le plus léger mouvement l'exaspère. Le membre est devenu impuissant : le blessé ne pourrait le mouvoir, et l'examinateur ne saurait lui imprimer les attitudes habituelles du membre correspondant.

La déformation articulaire est le signe capital de la luxation : la jointure n'a plus son aspect normal.

On peut constater encore du gonflement de la région, une ecchymose, un raccourcissement du membre et aussi un raclement sourd, dû au frottement des surfaces cartilagineuses contre les ligaments ou les os voisins. L'attitude particulière du membre, la déformation de la région, la présence d'une tête osseuse en un point où normalement elle ne devrait pas être, l'existence d'une cavité vide, que l'on perçoit parfois à travers les parties molles, constituent des signes d'une trop grande valeur pour que la luxation puisse être méconnue chez les sujets maigres, et lorsque le gonflement n'a pas déjà recouvert les extrémités déplacées.

La difficulté de faire les mêmes mouvements que le membre correspondant, le raccourcissement ou l'allongement du membre peuvent aider à poser le diagnostic de luxation, malgré le gonflement de la région ou l'embonpoint du blessé.

Nous ne nous occuperons que des méthodes usitées pour réduire les luxations récentes. On a recours aux procédés de douceur, qui sont nombreux. Dans certaines luxations des phalanges, du poignet, du coude, de l'épaule, il suffit de presser méthodiquement sur l'extrémité déplacée, de la refouler vers la surface qu'elle a abandonnée, pour obtenir la réduction. Dans d'autres cas on exerce une double pression en sens inverse : pour quelques luxations du genou, par exemple, une main refoule en arrière l'extrémité inférieure du fémur, tandis que la seconde refoule en avant l'extrémité supérieure du tibia. Parfois on dégage l'os au moyen de légers mouvements de torsion ou de bascule et on essaye de le ramener, peu à peu, au point qu'il a quitté, et par le chemin qu'il a parcouru une première fois.

Lorsqu'on est parvenu à réduire une luxation on perçoit une sorte de claquement : le membre reprend son attitude, la région sa forme première, et les mouvements sont rendus possibles quoique douloureux encore. Un bandage est immédiatement appliqué, car des déchirures ligamenteuses existent, qui au moindre mouvement laisseraient s'échapper la tête articulaire. Il est donc nécessaire d'immobiliser la région et d'employer, pour le membre supérieur, les mêmes procédés que pour les fractures et pour le membre inférieur l'immobilisation dans les gouttières.

Nous ne parlerons pas des procédés de force, ainsi que des divers moyens de vaincre les causes qui s'opposent souvent à la réduction d'un déplacement, car il ne peuvent être employés que par les chirurgiens.

Arthrites

Les inflammations des jointures sont appelées arthrites : elles peuvent être aiguës ou chroniques. Elles sont dûes à des causes médicales ou chirurgicales.

Le premier groupe comprend les arthrites consécutives au rhumatisme et aux maladies infectieuses, telles que typhoïde, rougeole, diphtérie, etc... Le deuxième groupe renferme les inflammations consécutives aux traumatismes : elles succèdent aux contusions, aux plaies articulaires, aux entorses, aux luxations, aux fractures voisines de la cavité synoviale.

Dans toute arthrite traumatique il y a des lésions de la synoviale et des ligaments. La jointure est plus ou moins distendue par du liquide limpide ou légèrement floconneux : la membrane qui le renferme est légèrement injectée de sang et épaissie : les ligaments sont étirés, distendus, relâchés, suivant le volume de l'épanchement. Les os et les cartilages sont rarement atteints.

L'arthrite débute, d'ordinaire, par une douleur très vive au niveau de la jointure : une légère pression, le moindre mouvement, l'exaspèrent. En même temps on constate du gonflement. L'attitude fixe que prend le membre, est en général intermédiaire à la flexion et à l'extension.

L'inflammation articulaire peut se terminer par résolution : douleur, rougeur, gonflement disparaissent, mais lentement presque toujours, et il faut parfois un traitement prolongé pour vaincre les dernières raideurs de la jointure.

Le passage à l'état chronique est assez fréquent et l'on voit s'éterniser des hydarthroses (épanchement articulaire) rebelles à toute thérapeutique. Dans certaines arthrites, consécutives à une infection purulente ou à une ostéite tuberculeuse, l'épanchement peut devenir purulent.

Les atrophies musculaires, consécutives aux inflammations articulaires, sont assez fréquentes : elles sont parfois rapides et considérables.

Les arthrites traumatiques doivent être traitées par le repos jusqu'à ce qu'il n'y ait plus ni douleur, ni épanchement, et la compression ouatée, avec une bande de flanelle partant de l'extrémité du membre.

Lorsque la période aiguë est passée, il faut employer certains moyens destinés à rendre à la jointure son action : ce sont le mouvement, le massage, les frictions, la balnéation, qui ont pour principal effet de favoriser la résorption de l'épanchement séro-sanguin et des engorgements, qui épaississent les tissus péri-articulaires.

La balnéation agit par l'action de la température et favorise aussi la mobilité du membre.

Les arthrites de cause médicale doivent être soumises au repos absolu avec application sur la peau d'un calmant (huile de jusquiame 120 grammes et chloroforme 8 grammes : ou bien gaïacol... 5 grammes, alcool de lavande 120 grammes) enveloppement ouaté et traitement général, par le salicylate de soude, si l'on a à faire à une arthrite d'origine rhumatismale (salicylate de soude, 6 grammes dans potion gommeuse 250 grammes à prendre dans les 24 heures).

CHAPITRE XXII

I. — Organes digestifs. Digestion.

a. Organes digestifs. — Les organes digestifs se composent du canal alimentaire et d'organes annexés à ce canal.

Le canal alimentaire, étendu de la bouche à l'anus, en avant de la colonne vertébrale, se divise en deux parties ; une partie sus-diaphragmatique et une partie sous-diaphragmatique.

La première comprend la cavité buccale, le pharynx et l'œsophage. La partie sous-diaphragmatique comprend l'estomac, l'intestin grêle, le gros intestin et l'anus : on trouve aussi deux valvules : la première, valvule pylorique, sépare l'estomac de l'intestin grêle ; la deuxième, valvule iléo-cœcale, l'intestin grêle du gros intestin. Les organes annexés au canal alimentaire

(1) *Anatomie*, H. BEAUNIS et A. BOUCHARD.
(2) *Physiologie*, MATHIAS DUVAL.

sont : 1° les dents ; 2° des glandes versant leur produit de sécrétion dans son intérieur ; ce sont les glandes salivaires, le foie et le pancréas.

La cavité buccale, constituée par un squelette osseux et par des parties molles, est limitée par cinq parois : 1° une antérieure, constituée par les lèvres ; 2° deux latérales, les joues ; 3° une supérieure formée par la voûte palatine et le voile du palais ; 4° une inférieure, formée en grande partie par la langue ; 5° la paroi postérieure correspond à la face antérieure du voile du palais et à l'isthme du gosier.

Le pharynx est un conduit musculo-membraneux situé entre la colonne vertébrale en arrière et les fosses nasales, la bouche et le larynx en avant.

Les amygdales, au nombre de deux, sont situées de chaque côté du pharynx. L'œsophage est un conduit allant du pharynx à l'estomac : il a une longueur de $0^m,28$; sa direction est à peu près rectiligne.

L'estomac représente une dilatation du canal alimentaire, intermédiaire à l'œsophage et à l'intestin : la communication avec l'œsophage s'appelle le cardia, celle avec le duodénum (portion de l'intestin grêle) le pylore.

Les dimensions de l'estomac sont très variables ; à l'état de vacuité, il est contracté : à mesure qu'il se remplit, sa dilatation se produit.

Les parois de l'estomac se composent de trois tuniques, qui sont de dehors en dedans une tunique séreuse, une tunique musculaire et la muqueuse.

L'intestin grêle représente un tube cylindrique allant du pylore au gros intestin, dont le sépare la valvule iléo-cœcale : il se divise en deux portions le duodénum et l'intestin grêle, divisé lui-même en jéjunum et iléum.

L'intestin grêle se compose d'anses très mobiles les unes sur les autres : sa longueur varie de 4 à 8 mètres :

les tuniques de ses parois sont, comme celles de l'estomac, au nombre de trois. Sa muqueuse, molle, délicate, rosée, présente des soulèvements légers, sous forme de grains ou de plaques (plaques de Peyer, ulcérées dans la fièvre typhoïde).

Le gros intestin s'étend de la valvule iléo-cœcale à l'anus : il se divise en trois parties, le cœcum (à droite), le colon ascendant qui fait suite au cœcum, le colon transverse, le colon descendant qui est suivi par le rectum (à gauche) ; sa longueur est de 1ᵐ50 environ, son calibre plus considérable que celui de l'intestin grêle.

Les organes annexés sont, avons-nous dit, les dents et les glandes.

Les dents sont au nombre de seize pour chaque mâchoire, chez l'adulte (dents permanentes) ; dans le jeune âge, il n'en existe que dix à chaque mâchoire (dents temporaires).

Les glandes comprennent les glandes salivaires, le foie et le pancréas.

Les glandes salivaires sont au nombre de trois : la parotide, située en arrière de la branche de la mâchoire inférieure, en avant de l'oreille ; la glande sous-maxillaire, située sous la mâchoire inférieure et les glandes sublinguales, sous la muqueuse du plancher buccal, sous les bords de la langue.

Le foie est un organe impair, destiné à la sécrétion de la bile qu'il verse dans le duodénum. Les trois quarts de la masse du foie sont situés dans la moitié droite de l'abdomen. Le foie se compose d'une substance propre appelée « cellules hépatiques » et de conduits excréteurs appelés « canalicules biliaires » de vaisseaux et de lymphatiques. Les canalicules biliaires finissent par se réunir et se rendre dans la vésicule biliaire, située sur la face inférieure du foie, et dont le contenu va se déverser dans le duodénum.

Le pancréas est une glande en grappe située derrière l'estomac, entre la rate et le duodénum : ses conduits excréteurs se réunissent et aboutissent au duodénum.

b. Digestion. — Les aliments sont destinés à réparer les pertes de l'organisme, et à fournir les matériaux nécessaires à la production de diverses forces (chaleur, travail mécanique, etc...)

On peut diviser les aliments en trois classes : minéraux, hydrocarbures, albuminoïdes.

La digestion a pour but de transformer les aliments de manière à les rendre absorbables par la muqueuse intestinale.

Ces transformations sont le résultat d'actions mécaniques et chimiques qui se passent successivement dans la bouche, l'estomac et l'intestin.

Dans la bouche les aliments sont divisés par la mastication et imbibés d'eau par la salivation.

Dans l'estomac le suc gastrique liquéfie les matières albuminoïdes des aliments et les transforme en peptones ; il n'a pas d'action sur les matières grasses : quant aux matières amylacées, elles sont transformées en dextrine et saccharifiées, mais seulement sous l'influence de la salive, qui est avalée avec les aliments.

L'intestin grêle secrète le suc entérique qui est destiné à délayer le contenu intestinal.

Le suc pancréatique, appelé aussi « salive abdominale » a une action importante, il émulsionne les graisses et les rend absorbables par la muqueuse intestinale.

Les aliments modifiés par les divers sucs parcourent l'intestin grêle sous l'influence de ses mouvements péristaltiques : pendant ce trajet les matières alimentaires sont soumises à l'absorption, de sorte qu'à mesure qu'elles approchent de la fin de l'intestin grêle leur quantité diminue, leur consistance augmente et leur marche ralentit.

L'absorption se fait avec une grande rapidité dans l'intestin grêle ; quant à l'estomac il n'absorbe que peu ou pas de son contenu. La bile qui est déversée dans le duodénum favorise l'absorption. Ce que l'intestin grêle livre au gros intestin n'est donc plus qu'une matière plus solide, qu'un résidu destiné à être expulsé et qui ne peut plus revenir sur ses pas vu, la présence de la valvule iléo-cœcale, qui s'oppose à tout reflux. Chez l'homme il n'y a plus guère d'action digestive dans le gros intestin : cependant les quelques substances qui ont échappé à l'absorption y sont prises par le courant sanguin, et le gros intestin peut même absorber les liquides qui ont été directement introduits.

Vers le milieu de la longueur du gros intestin toute digestion et toute absorption sont terminées, le contenu du canal n'est plus formé que par des matières qui doivent être rejetées.

II. — Organes de la respiration. Respiration. Respiration artificielle

a. Organes de la respiration. — Les organes de la respiration forment un conduit, qui, partant de l'orifice antérieur des fosses nasales, descend jusque dans la cavité thoracique, où il se ramifie, en continuant ce qu'on appelle l'arbre aérien, pour se terminer par des culs-de-sac, dont l'agglomération constitue les poumons.

Ce conduit comprend de haut en bas :

1° Les fosses nasales qui servent en même temps à l'olfaction ; 2° l'arrière cavité des fosses nasales et la partie gutturale du pharynx ; 3° le larynx, qui est à la

fois un appareil respiratoire et vocal : 4° la trachée ;
5° les bronches ; 6° les poumons.

Le larynx situé à la partie antérieure et supérieure
du cou, en avant du pharynx, est composé d'un petit
nombre de cartilages dont les deux principaux sont, le
cartilage cricoïde et au-dessus le cartilage thyroïde que
l'on appelle vulgairement la pomme d'Adam : entre ces
deux cartilages se trouve la membrane crico-thyroï-
dienne, que l'on ponctionne, de préférence, dans l'opération du croup.

L'épiglotte est une lame mince, souple, membraneuse, située en avant de l'orifice supérieur du larynx,
derrière la base de la langue.

A l'intérieur, le larynx tapissé d'une muqueuse rose
pâle, lisse, est divisé en deux cavités secondaires, cavités
sus et sous-glottique, séparées par la glotte qui est la
partie la plus étroite du larynx et qui prend les formes
les plus diverses dans l'inspiration, dans l'expiration ou
dans l'émission des sons.

Les cordes vocales supérieures et inférieures, constituées par des replis de la muqueuse et des ligaments, se
trouvent au voisinage de la glotte.

Les bronches divisées, en droite et gauche, se rendent
de l'extrémité inférieure de la trachée, qui, elle-même,
fait suite au larynx, au hile des poumons pour s'enfon-
cer, en se ramifiant, dans ces organes.

Les poumons, au nombre de deux, sont situés dans les
parties latérales de la cavité thoracique ; une membrane
séreuse, la plèvre, enveloppe chaque poumon, à l'exception du hile, et facilite son glissement contre la paroi
thoracique correspondante.

Le poumon se compose, outre les vaisseaux et les
nerfs, de deux parties : les divisions bronchiques et les
lobules pulmonaires.

Arrivées au sommet des lobules, les bronches terminales s'élargissent pour constituer la cavité du lobule,
qui se subdivise en plusieurs vésicules pulmonaires.

b. Respiration. — La muqueuse respiratoire est représentée, dans les trois-quarts de sa surface, par des
petits vaisseaux ou capillaires sanguins, qui, infiniment
petits, forment une nappe sanguine, sans cesse renouvelée par le fait de la circulation. Or, en comptant de
70 à 75 pulsations cardiaques par minute, chacune
d'elles lançant 180 grammes de sang dans l'artère pulmonaire, on trouve que les poumons sont traversés, en
vingt-quatre heures, par environ 20.000 litres de sang.

L'inspiration a pour mécanisme une dilatation active
du thorax ; le poumon suit ce mouvement d'expansion
et appelle l'air extérieur. L'expiration, au contraire, est
dûe à l'élasticité du poumon qui, revenant sur lui-
même, entraîne avec lui et resserre la cage thoracique.
La fréquence de la respiration (nombre des mouvements
respiratoires par minute) est de 14 à 16 pour l'adulte.

L'homme fait ainsi passer environ 7 litres d'air par
minute dans ses poumons, soit environ 10.000 litres
par vingt-quatre heures, soit 2.000 litres d'oxygène
(puisque l'air est composé de 2 d'oxygène pour
10 d'azote).

Par contre il y a environ 400 litres d'acide carbonique, expirés par vingt-quatre heures.

Cet échange gazeux nous explique la transformation
du sang noir (sang veineux) en sang rouge (sang artériel).

En effet il se fait, au niveau de la surface pulmonaire,
un échange dans lequel le globule rouge du sang se
charge d'oxygène, tandis que le plasma du sang laisse
dégager l'acide carbonique qu'il contenait en dissolution.

Le sang est essentiellement l'intermédiaire entre les

tissus et l'air pour le transport du gaz nécessaire aux combustions (oxygène) et du gaz produit par ces combustions (acide carbonique).

Si, dans un milieu confiné, l'acide carbonique s'accumule, sa pression devient telle qu'elle s'oppose à l'exhalation carbonique pulmonaire et l'animal périt asphyxié par l'excès d'acide carbonique.

Si le milieu ambiant renferme de l'oxyde de carbone, ce gaz ayant une grande affinité pour l'hémoglobine se porte sur le globule rouge du sang, en chasse l'oxygène et l'animal périt asphyxié puisque le sang ne porte plus d'oxygène aux tissus.

L'homme appartient à la classe des animaux dits à sang chaud, c'est-à-dire dont la température est indépendante du milieu ambiant.

La température du corps, prise dans le creux de l'aisselle, est de 37°.

L'homme produit de la chaleur, qui est le résultat des combustions qui ont lieu dans l'intimité de tous les tissus.

Respiration artificielle. — A la suite d'un arrêt de la respiration (syncope, asphyxie etc...) il faut pratiquer la respiration artificielle : elle s'exécute par la manœuvre des bras, par la compression alternative de la base du thorax ou par les deux manœuvres combinées.

On allonge le malade, la tête plus basse que le corps, on le débarasse de tout lien constricteur (cravate, ceinture etc...), on se place derrière la tête pendante, on saisit les deux coudes et on les applique contre le thorax : puis on les écarte du tronc et on les porte en haut et en arrière : ce mouvement a pour but de relever les côtes par l'intermédiaire des muscles pectoraux, et de produire un temps d'inspiration, on replace les bras contre la poitrine : ce mouvement comprime et affaisse la poitrine, c'est l'expiration.

12

En même temps un aide peut embrasser, aussi largement que possible, de ses deux mains étalées, la base du thorax et le comprimer, sans brusquerie, au moment de l'expiration, et relever ses mains pour laisser agir l'élasticité des côtes, au moment de l'inspiration.

En combinant ces deux procédés on obtient le maximum d'effet utile.

Du cœur, des artères et des veines. — Circulation du sang. — Hémorragies et moyens d'hémostase.

a) *Du cœur, des artères et des veines.* — Le cœur, organe d'impulsion de la masse sanguine, est un muscle creux, situé entre les poumons, qui s'écartent en avant pour le loger, et le diaphragme, sur lequel il repose par sa face inférieure. Il est entouré, de toutes parts, par une poche fibro-séreuse, connue sous le nom de péricarde.

Le cœur est formé de deux moitiés analogues, soudées l'une à l'autre. Ces deux moitiés sont en relation, la droite avec le sang veineux, la gauche avec le sang artériel. Elle sont adossées et complètement séparées par une cloison médiane. On peut grossièrement les comparer chacune à un cône dont le sommet est en bas, à la pointe du cœur. Entre la base de ce cône et le sommet se trouve un étranglement transversal, qui sépare chaque moitié en deux parties distinctes, mais communiquant ensemble. La cavité la plus rapprochée de la base prend le nom d'oreillette, l'autre celui de ventricule : on a donc l'oreillette et le ventricule droits, communiquant entre eux, par un orifice appelé valvule « tricuspide » l'oreillette et le ventricule gauches communiquant entre eux, par la valvule « mitrale ».

L'oreillette droite présente dans sa partie supérieure

l'orifice de la veine cave supérieure et dans sa partie inférieure, l'orifice de la veine cave inférieure.

Le ventricule droit donne naissance à l'artère pulmonaire.

L'oreillette gauche présente quatre ouvertures, disposées deux à deux : ce sont les orifices des veines pulmonaires.

Le ventricule gauche donne naissance à l'artère aorte.

Les artères sont des canaux membraneux, élastiques, et contractiles, destinés à conduire, à la périphérie, le sang expulsé par les ventricules.

On peut dire, par abstraction, qu'il n'y a réellement dans le corps humain que deux troncs artériels : l'un, l'artère pulmonaire, l'autre, l'artère aorte, (divisée en aorte ascendante et aorte descendante), d'où partent des branches se divisant à l'infini.

C'est au niveau des grandes segmentations du corps que se font les principales divisions artérielles.

A la base du cou, l'aorte ascendante fournit symétriquement : à la tête, les artères carotides, primitive, interne et externe ; aux membres supérieurs l'artère sous-clavière, qui se continue, vers le creux de l'aisselle, par l'artère axillaire, au bras, par l'artère humérale, à l'avant-bras par les artères radiale (en dehors, du côté du pouce) et cubitale (en dedans, du côté du petit doigt).

Au niveau de la jonction de la colonne vertébrale avec le sacrum, l'aorte descendante fournit symétriquement aux membres inférieurs, les artères iliaques, primitive, interne et externe, l'artère fémorale (cuisse), les artères tibiales antérieure et postérieure et le tronc tibio-péronier (jambe).

L'aorte, l'artère pulmonaire, ainsi que les principaux troncs artériels, fournissent de nombreuses branches qui se rendent aux différentes parties des membres et aux organes.

Les artères sont, en général, profondément situées ; elles communiquent, très fréquemment, entre elles, c'est à ces communications que l'on a donné le nom d'anas-tomoses ; elles permettent l'arrivée du sang dans un organe, par voie détournée et indirecte, quand, par une cause quelconque, la voie directe est interrompue. Il arrive aussi qu'une branche artérielle se divise en deux rameaux, qui vont communiquer, l'un avec un rameau situé au-dessus, l'autre avec un rameau situé au-dessous. Ces voies collatérales ainsi formées, établissent des com-munications entre les vaisseaux du segment·supérieur et ceux du segment inférieur. Cette disposition anato-mique permet de faire les ligatures artérielles, sans craindre la gangrène, conséquence fatale de tout arrêt complet de la circulation du sang.

Les artères se terminent par des capillaires, vaisseaux innombrables et microscopiques, qui font partie de la trame intime de nos tissus et qui donnent naissance aux veines.

Les veines sont des canaux membraneux, destinés à conduire aux oreillettes du cœur, le sang qui revient de la périphérie ; mais, d'une part, elles ramènent le sang des extrémités, sang qui dans l'intimité de nos tissus a perdu ses qualités nutritives ; d'autre part elles ramènent du poumon le sang que l'artère pulmonaire y avait conduit et qui, au contact de l'oxygène de l'air, a repris sés propriétés primitives. Il y a donc deux systèmes vei-neux annexés, l'un au cœur droit, le système des veines caves, l'autre au cœur gauche, le système des veines pulmonaires.

Les veines se continuent directement avec les artères au moyen des capillaires ; c'est là leur lieu d'origine·

Les capillaires mêlés à l'intimité de nos tissus donnent naissance à des veinules extrêmement petites, fréquemment anastomosées entre elles, et formant à leur tour des rameaux plus volumineux, qui forment des branches et des troncs veineux. Il existe deux plans veineux ; l'un superficiel et l'autre profond. Les veines profondes accompagnent les artères dans leur distribution, elles les suivent branche à branche, rameau à rameau. A l'origine des membres, les deux plans veineux, superficiel et profond, se réunissent et ne forment plus qu'un seul tronc.

Les anastomoses sont très fréquentes dans le système veineux, c'est par ce moyen que les veines superficielles communiquent avec les veines profondes et entre elles.

Les parois des veines sont minces, demi-transparentes, d'une couleur bleuâtre, dûe au sang qu'elles contiennent : aussi chez les personnes dont la peau est fine et transparente, peut-on suivre leur trajet à travers les téguments.

b) *Circulation du sang.* — La circulation consiste dans le mouvement continuel du sang dans un appareil circulatoire, composé d'un organe central, le cœur, et un ensemble d'organes périphériques, les vaisseaux (artères, capillaires, veines). Le sang circule dans le système des vaisseaux parce qu'à l'origine de ce système (origine de l'aorte ou de l'artère pulmonaire) se trouve une des cavités du cœur, destinée à y produire de fortes pressions (ventricule) tandis qu'à l'autre extrémité (veines caves et veines pulmonaires) se trouve une autre cavité du cœur (oreillette) qui a pour action de diminuer la pression, ou tout au moins de laisser libre passage au sang qu'elle reçoit, pour le transmettre au ventricule : c'est ce double antagonisme, entre ces deux cavités du cœur, qui produit la circulation.

La circulation du sang peut être expliquée à l'aide d'un schéma :

12.

On peut faire abstraction de la forme ramifiée des systèmes artériel et veineux et les représenter par deux cônes, opposés par leurs bases. Pour ce qui est de leurs rapports avec le cœur, nous savons déjà qu'au sommet

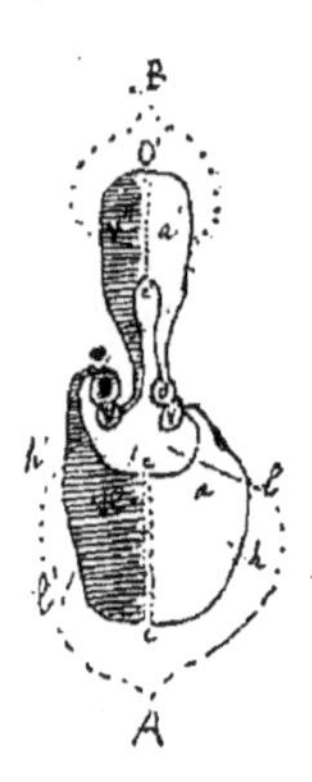

Fig. 29.

A. grande circulation — V' ventricule gauche — a. aorte et son cône artériel — cc. capillaire généraux du corps. — ve. veines (cône veineux) allant former les veines caves. — o. oreillette droite.

B. Petite circulation — v. ventricule droit — v" artère pulmonaire, cône artériel de la petite circulation — c'c' capillaires pulmonaires — à' veines pulmonaires, cône veineux de la petite circulation — o oreillette gauche.

h. hémorragie artérielle.

l. ligature ou compression entre la plaie et le cœur.

h'. hémorragie veineuse.

l'. ligature ou compression entre la plaie et l'extrémité du membre.

Toute la partie ombrée de la figure représente la partie du système vasculaire remplie par du sang veineux ou du sang noir.

du cône artériel se trouve un réservoir musculeux, le ventricule gauche V' : au sommet du cône veineux un réservoir analogue l'oreillette droite (O). Cet ensemble constitue le système de la circulation générale, la grande circulation. A côté de ce double cône s'en place un autre représentant la circulation pulmonaire : comme pour le premier système les deux extrémités du double cône aboutissent chacune à un réservoir musculeux : le ventricule droit d'une part et l'oreille gauche de l'autre.

Le sang lancé par le ventricule gauche (V') dans le système artériel (aorte et ses ramifications sang rouge) se répand dans tous les tissus et les organes, les revivifie et perd ses qualités nutritives : il passe des capillaires (CG) dans les veinules et veines (sang noir) et aboutit

à l'oreillette droite (O) et de là, par la valvule tricuspide dans le ventricule droit (V) ; celui-ci se contracte et
lance le sang noir dans l'artère pulmonaire, (l'artère pulmonaire est la seule artère qui contienne du sang noir)
qui le conduit dans la trame des poumons : au contact
de l'air les globules rouges du sang se chargent d'oxygène ; le sang est redevenu rouge vermeil ; revivifié, il
est repris par les veines pulmonaires (les veines pulmonaires sont les seules veines qui contiennent du sang
rouge) et porté dans l'oreillette gauche O' ; par la valvule mitrale, il passe dans le ventricule gauche, qui se
contracte de nouveau, et lance le sang dans l'aorte etc...

Le cœur effectue chez l'adulte soixante-dix à soixante-
quinze contractions par minute ; chacune de ces contractions se révèle à l'extérieur par le choc du cœur et
deux bruits.

On nomme « pouls » la sensation de soulèvement
brusque, que le doigt éprouve lorsqu'il palpe une artère
reposant sur un plan osseux : il sent alors l'onde sanguine causée par le choc de la masse du sang, que le
ventricule lance dans l'aorte. Chez l'adulte, la moyenne
de fréquence du pouls, à l'état normal, est de soixante-
douze ou quatre-vingts.

Le corps humain renferme en moyenne de cinq à six
litres de sang. Un litre de sang se compose, à peu près,
de deux parties égales de globules et de plasma.

Les globules se distinguent en globules blancs (1 p. 300
de rouges) ou leucocytes, caractérisés par leur forme
sphérique et globules rouges, en forme de disque bicon-
cave.

La partie liquide du sang ou plasma comprend la fi-
brine, le sérum, etc...

C. *Hémorragies. Moyens d'hémostase.* — L'hémorragie traumatique est primitive, lorsque le sang jaillit,

dès que la blessure est faite : un vaisseau est ouvert, et l'écoulement persiste jusqu'à ce que l'art ou la nature le tarisse.

Les hémorragies diffèrent selon qu'elles proviennent de l'ouverture d'artères, de veines ou de réseaux capillaires.

Les hémorragies artérielles dont l'abondance varie suivant le volume du vaisseau divisé, se caractérisent par la couleur du sang, qui est d'un rouge vif, et par un écoulement saccadé, dont chaque jet correspond au mouvement du pouls, c'est-à-dire à la contraction du ventricule gauche, et s'arrête lorsqu'on comprime le vaisseau entre le cœur et la plaie (voir le schéma). Exemple : dans une hémorrhagie artérielle de l'avant-bras ou du poignet la compression doit être faite au bras ; elle arrêtera le flot du bout supérieur de l'artère ; elle ne tarira peut-être pas l'hémorragie complètement, car le sang peut arriver au bout inférieur par les anastomoses ; un pansement compressif, placé sur la plaie elle-même, pourra permettre au blessé d'attendre les soins définitifs, c'est-à-dire la ligature, pratiquée par le chirurgien, qui saisit dans le fond de la plaie les deux bouts de l'artère et les lie séparément.

Les hémorragies veineuses se distinguent par la couleur foncée du sang qui est noirâtre ; il s'écoule en jet continu, et le flot s'arrête lorsqu'on comprime le vaisseau entre la plaie et les capillaires, c'est-à-dire entre la plaie et l'extrêmité du membre (voir le schéma) Exemple : dans une hémorragie veineuse de l'avant-bras, il faut faire la compression au poignet, car dans les veines, le sang se dirige des extrémités sur le cœur.

Dans les hémorragies capillaires, le sang s'écoule en nappe, il n'y a pas de jet : son abondance est en général assez médiocre.

Ces diverses hémorragies, dès qu'elles deviennent abondantes, se traduisent par des phénomènes généraux graves (pouls faible, température basse, grande faiblesse, syncope). A ces symptômes, et sans écoulement sanguin apparent, on pourra reconnaître les hémorragies internes (poumon, intestin, foie, etc.).

La syncope entraine avec elle la perte complète ou incomplète de la connaissance, du sentiment, et du mouvement. Elle peut durer assez longtemps, et se terminer par la mort si on n'intervient pas immédiatement.

Les signes de la syncope sont la pâleur, la perte de connaissance, la cessation du pouls, la faiblesse et la rareté des bruits du cœur.

Un homme en état de syncope doit être étendu horizontalement, la tête plus basse que le corps : il doit être débarrassé de tout lien de constriction (cravate, ceinture) qui peut gêner la respiration : on doit ensuite lui rafraîchir le visage, frictionner les membres, lui faire la respiration artificielle et les tractions rythmées de la langue, et au besoin une injection sous-cutanée d'éther (une à deux seringues de Pravaz en une fois) ou de sérum artificiel (de 100 à 500 centimètres cubes avec la seringue de Roux, ou le bock-laveur, bien stérilisés). La seringue de Roux ne contenant que 20 grammes, on laisse l'aiguille en place, et on recharge l'instrument autant de fois qu'il est nécessaire. Le bock est plus pratique : on adapte à l'extrémité du tube une longue aiguille, au besoin celle de la seringue de Roux.

Injection sous-cutanée. — Elle peut se faire partout, mais il faut choisir de préférence la paroi abdominable. On doit auparavant, comme pour toute opération, aseptiser la peau, c'est-à-dire, la savonner, la brosser et la laver avec un peu d'éther ou d'alcool et une solution antiseptique.

La petite seringue de Pravaz, dont la contenance est ordinairement de un centimètre cube, doit, autant que possible être en métal : elle est alors soumise à l'ébullition ainsi que son aiguille.

Quel que soit le modèle que l'on ait à sa disposition (seringue de Pravaz pour injections de morphine, d'éther etc., ou seringue de Roux pour injections de sérum artificiel, de sérum antidiphtérique,) il faut avant tout le désinfecter et connaître sa contenance pour savoir quelle dose médicamenteuse on peut injecter avec une seringue pleine. On fait pénétrer l'aiguille obliquement : l'injection terminée, on aide, par un léger massage à la résorption et on retire l'aiguille d'un coup sec : la piqûre doit être recouverte d'un peu de collodion iodoformé, ou d'un pansement boriqué.

c Moyens d'hémostase. — Les hémorragies capillaires ne sauraient être traitées comme celles des gros troncs artériels et veineux. Souvent de simples irrigations d'eau très chaude, à la température de 50 à 60 degrés, des lavages avec des liquides astringents, tels que l'alcool, l'eau de Pagliari ou le pansement avec la solution gélatineuse stérilisée, suffiront pour tarir l'écoulement. La compression sur la plaie à l'aide d'un pansement antiseptique, de l'ouate et de nombreux tours de bandes est le plus simple et le meilleur des hémostatiques.

Lorsqu'on est en présence d'une hémorragie artérielle (sang rouge vermeil, jet saccadé) on doit toujours appliquer un pansement antiseptique, suffisamment serré sur la blessure, puis comprimer l'artère, entre la plaie et le cœur. Les artères étant situées profondément, un lien circulaire ne peut suffire, il faut faire la compression sur le trajet artériel à l'aide d'un appareil spécial.

Il faut donc savoir trouver les artères principales.

Au membre supérieur l'artère humérale peut être

comprimée au haut du bras, en dedans du muscle biceps ; en plaçant les doigts on sent battre le vaisseau artériel, et en comprimant fort, l'hémorragie, si elle est artérielle doit s'arrêter : un petit appareil, appelé le garrot ou le tourniquet, doit remplacer la compression digitale.

Au membre inférieur l'artère fémorale peut être comprimée au haut de la cuisse, à peu près au milieu du pli de l'aine.

Les hémorragies artérielles, autres que celles des membres, (tête, face thorax etc) seront probablement arrêtées par le pansement compressif, et le tamponnement préalable : on fait pénétrer à travers la plaie un linge aseptique : dans le sac ainsi constitué, on tasse une série de lamelles de gaze qui le distendent et le renflent en bouchon : comprimé par le pansement il peut arrêter pendant un moment l'hémorragie.

Le garrot et le tourniquet ont pour but de comprimer l'artère : le tourniquet a un grand avantage sur le garrot, car il ne comprime pas la circonférence du membre et peut éviter ainsi le gonflement.

Composition du garrot. — 1° Un lien ; 2° Une pelote (un bouchon, ou un caillou) ; 3° Une plaque de cuir (une plaque de ceinturon ou une planchette) ; 4° Un batonnet.

La pelote doit être placée sur le trajet de l'artère et la plaque de cuir au point diamétralement opposé : le lien, placé circulairement, est serré à l'aide du batonnet et applique contre les tissus la pelote et la plaque ; dès que l'hémorragie est arrêtée on immobilise le bâtonnet : si le garrot reste trop longtemps en place, il peut arriver que le membre soit atteint de gangrène.

Composition du tourniquet.

Le tourniquet est composé de deux baguettes résistantes :

de 0^m,20 à 0^m,25 pour le bras.

de 0^m,35 à 0^m,40 pour la cuisse.

deux extrémités sont attachées ensemble par un lien solide (bout de ficelle, de corde, de bande etc) de façon à laisser entre elles un écartement un peu moindre que le diamètre du membre ; aux deux extrémités libres on a fait une encoche. On place les baguettes, l'une perpendiculaire au trajet de l'artère, l'autre parallèle à la première, et du côté opposé du membre.

On saisit ensuite les deux extrémités libres et on les rapproche en exerçant peu à peu une pression suffisante pour arrêter l'hémorragie : on les réunit alors avec un lien solide. La pression des baguettes étant un peu douloureuse, on peut la rendre plus supportable en plaçant une petite compresse au-dessous de chaque bâtonnet.

C'est un appareil très facile à improviser et qui ne nécessite pas des connaissances absolument exactes sur le trajet des artères, puisque la compression est faite sur toute une surface du membre et non sur un point limité comme avec le garrot. Il peut être appliqué sur les vêtements.

Lorsqu'on est en présence d'une hémorragie veineuse (sang noir, jet continu) on doit, quand même, pour être sûr de son diagnostic, comprimer l'artère ; si c'est réellement une hémorragie veineuse, cette compression ne l'arrêtera point ; on ne maintiendra donc pas la compression. On procédera immédiatement au tamponnement aseptique de la plaie, et on appliquera par-dessus un pansement compressif.

Dans la plupart des cas ce moyen sera suffisant, mais pour plus de sûreté, si l'hémorragie était abondante on pourrait appliquer un lien circulaire entre l'extrémité du membre et la plaie. Cette façon d'opérer est suffisante car les veines se laissent facilement comprimer.

CHAPITRE XXIII

RELÈVEMENT ET TRANSPORT DES BLESSÉS (1)

Le premier devoir de ceux qui sont chargés de relever
les blessés consiste à les examiner rapidement et à leur
donner les premiers soins.

Un examen minutieux du pouls, des battements du
cœur, de la température du corps, de la respiration, permet de reconnaître, que le blessé est encore en vie. Il
faut nettoyer le nez et la bouche en enlevant les matières
qui peuvent les obstruer, relâcher tout ce que qui peut
comprimer le cou, le thorax et l'abdomen : réchauffer le
corps par des frictions, asperger le visage, établir enfin
la respiration artificielle, et faire des tractions rythmées
de la langue, en la tirant au dehors, et la faisant rentrer,
puis en recommençant le tout régulièrement, sans
brusquerie. A ces deux manœuvres il est nécessaire
quelquefois de joindre la flagellation avec une compresse
mouillée.

L'hémorragie doit être arrêtée en même temps qu'on
emploie les divers moyens pour ranimer le blessé. Celui-
ci, aussitôt après, est mis dans la position la moins dou-

(1) Manuel de chirurgie de guerre de Heyfelder: — Ecole de
l'infirmier et du brancardier militaires.

loureuse, la plus appropriée à la nature de sa blessure.

En raison de la perte de sang, qu'ils ont éprouvée, les blessés sont torturés par la soif, il faut donc songer à les faire boire dès qu'on les a ranimés. Ces premiers soins donnés on complète les pansements, en observant toujours les règles de l'asepsie, et on applique, s'il y a lieu, des appareils d'immobilisation. C'est alors seulement que l'on doit songer à relever les blessés : cette opération exige une certaine adresse ; il faut agir sans précipitation, avec douceur, et éviter les mouvements brusques, qui peuvent causer des souffrances, ou aggraver la situation des blessés.

Le point important est donc de soulever le blessé lentement, sans rudesse et sans secousse, en soutenant autant que possible, les membres inférieurs et en se plaçant commodément et dans une attitude qu'il sera possible de conserver quelque temps.

Si l'on se met à deux, à trois, ou à quatre, pour relever et transporter un blessé, il faut opérer avec ensemble et régularité.

Avant de nous occuper des brancards, il est rationnel de parler du transport à bras d'homme.

Transport par un seul homme.

1° *Transport à dos.* — Un homme seul peut transporter sur son dos, à une distance assez considérable, un blessé encore capable de le seconder par l'usage d'un bras au moins, en supposant qu'il n'y ait pas entre les deux individus disproportion de taille ou de force physique. Le porteur se place, un genou à terre, devant le blessé, de manière à lui présenter le dos. Il se fait embrasser le cou par le blessé, saisit à son tour les genoux de ce dernier, le hisse sur son dos et se relève.

2° *Transport à bras.* — Il est plus difficile à un homme de porter un blessé à bras. Il faut pour cela, ou bien que le blessé puisse embrasser le cou du porteur et y prendre point d'appui, ou bien que le porteur soutienne le corps du blessé, au moyen d'une large écharpe qu'il fixe à son propre cou, ou bien d'un long tablier fixé autour des reins du porteur, passé sous le blessé, puis ramené en haut autour du cou du porteur ; ce dernier engage sa tête à travers une fenêtre taillée vers le bord inférieur du tablier. Quand il s'agit de relever un blessé, le porteur décroche son tablier, l'étale sur le sol et y place le blessé perpendiculairement à l'axe longitudinal du tablier : puis il s'approche, et met le genou à terre, à la hauteur de l'extrémité la plus large de la toile. Il attache le tablier à la ceinture, reploie l'extrémité libre, qui est la plus longue, par-dessus le tronc du patient, passe la tête à travers l'ouverture, saisit le blessé, puis se redresse.

Transport par deux hommes.

1° Les deux hommes se placent, l'un à droite, l'autre à gauche du blessé et mettent un genou à terre. Ils passent leurs mains au-dessous du tronc, à la naissance des membres inférieurs du patient, et au-dessous des épaules, en entrecroisant leurs bras de façon à bien soutenir le blessé, qui de son côté, s'il le peut, s'aide en saisissant les porteurs, au niveau de la ceinture ou par le cou.

2° Les deux hommes se placent du même côté du blessé : l'un d'eux, mettant un genou à terre, glisse une main sous les épaules du blessé et l'autre sous les reins : le deuxième place les mains sous le siège et les jarrets : le blessé s'aide en passant un bras autour du cou de l'homme qui soutient le siège et le dos.

3° Un autre procédé de transport consiste à saisir le malade par les deux extrémités du corps. L'un des porteurs s'agenouille près de la tête du blessé et saisit, de derrière, le haut du tronc du patient, de manière que la tête de ce dernier vienne à reposer contre la poitrine du porteur. Le second se place entre les jambes du malade, le dos tourné vers le premier porteur, et passe ses deux bras sous les jarrets fléchis du blessé.

4° Transport par deux hommes, dans la position assise sur deux mains : le procédé est analogue au précédent, seulement le blessé se redresse, prend la position assise entre les deux porteurs, placés à droite et à gauche, et passe ses bras autour de leurs épaules, tandis que les porteurs chacun avec le bras le plus voisin de la tête du blessé, fournissent un appui au dos du blessé, assis sur les deux autres bras.

5° Le transport sur quatre mains s'effectue de la manière suivante : les deux porteurs mettent chacun un genou à terre, derrière le blessé, et au moyen de leurs quatre mains entrelacées constituent une sellette. A cet effet le porteur A, de sa main gauche saisit son poignet droit et de sa main droite le poignet gauche du porteur B. Le porteur B de son côté saisit de sa main gauche le poignet de sa main droite et de sa droite ferme la chaîne en saisississant le poignet gauche du porteur A. Les quatre mains entrelacées peuvent être avantageusement remplacées par une couronne de cordes tressées, un rond de paille tressée, ou une sellette en cuir et en toile. Les deux extrémités terminales d'une pièce rectangulaire de toile à voile, ou de cuir, sont cousues autour de deux cylindres en bois ; à la hauteur de la partie moyenne de ces cylindres, une ouverture est taillée dans

la pièce de toile, de manière à permettre le passage des
mains. Deux porteurs saisissent l'un ou l'autre de ces
appareils fort simples, l'un de la main droite, l'autre de
la gauche ; ils le passent sous le siège du blessé et de
leurs mains libres ils font un dossier au malade, qui se
retient à leurs épaules avec ses deux bras.

Le transport sur les mains, ou à bras, par un ou
deux hommes, n'est praticable que pour des blessés
peu grièvement atteints. Quand il s'agit de transporter
sans brancard, à une distance notable, un homme grièvement blessé, l'opération exige le concours de trois, quatre
ou cinq hommes.

Transport par trois hommes.

Quand, par exemple, l'une des extrémités inférieures
est sérieusement lésée, le blessé peut être relevé et
transporté par deux hommes, opérant ainsi que nous
l'avons exposé plus haut, tandis qu'un troisième avec
ses deux bras soutient et porte le membre atteint.

Dans le cas d'une plaie de tête, le blessé est porté par
deux hommes, le troisième passe derrière lui et embrasse
la tête à l'aide de ses deux mains, ou de ses deux avant-
bras, ou encore l'appuie contre sa poitrine.

Transport par quatre ou par cinq hommes.

Quand l'homme est très grièvement blessé et qu'il ne
peut s'aider en rien, il faut quatre ou cinq hommes pour
le transporter. Deux porteurs le saisissent, comme pour
le relèvement à deux, et deux autres se placent chacun
en dehors de l'une des extrémités inférieures et la soutiennent, au besoin un cinquième peut se placer derrière
le blessé et supporter le haut du corps et la tête.

Brancards.

Il en existe des quantités appartenant aux formes et aux types les plus divers. Ils se subdivisent essentiellement en brancards à bras, ou brancards proprement dits, et en brancards roulants ou brancards à roues.

Le brancard à compas, modèle 1892, est un des meilleurs brancards employés dans l'armée française ; il est constitué principalement par deux hampes, deux compas d'écartement, une toile renforcée dans le milieu, deux pieds à chaque extrémité et deux bretelles. La toile forme du côté de la tête une poche, destinée à être rembourrée avec de la paille, pour servir de traversin. Les bretelles sont terminées d'un côté par une anse et de l'autre par un contre-sanglon à boucle, permettant d'ajuster la bretelle à la taille du porteur.

On peut improviser facilement, et à peu près partout, un brancard pour blessés couchés ; il suffit de prendre par exemple une paillasse vidée, d'en couper les quatre coins et d'y passer, le long des longs côtés, des perches.

On emploie pour le même usage des couvertures, des paillassons, qu'on fixe, par les angles, à des perches ou à des branches d'arbres, ou bien en installant des cordes ou des courroies allant d'une branche à l'autre.

Il ne faudra jamais négliger d'établir des traverses d'écartement, rigides.

Les brancards à roues sont pourvus de deux roues et n'exigent habituellement qu'un homme pour les pousser ou les traîner, ce qui présente le très important avantage d'une économie de personnel.

Ils peuvent de plus, sur un terrain uni, servir à transporter des blessés à une distance plus grande.

Installation du blessé sur le brancard.

Le blessé doit être déposé sur le brancard avec précaution et douceur. Il est important de lui donner une position qui ne soit pas douloureuse et qu'il puisse garder pendant son transport à l'ambulance ou à l'hôpital.

La meilleure position pour le blessé c'est d'être couché sur le dos.

La tête doit être un peu relevée, les membres inférieurs allongés ou légèrement fléchis. On modifiera cette position suivant le siège de la blessure. Il faut autant que possible que le blessé ne soit pas couché sur la blessure, et que les parties lésées soient maintenues dans le relâchement et l'immobilité.

a. Lorsque la blessure siège à la partié postérieure du corps, et d'un seul côté, le blessé doit être incliné du côté opposé.

b. Si elle s'étend aux deux côtés, il peut être couché sur le ventre, à moins qu'il n'ait aussi une blessure en avant, ou que cette position ne soit difficilement supportée, dans ce cas il convient, pour rendre moins pénible le décubitus dorsal, que les épaules soient soulevées, que la tête soit inclinée de côté, et le visage à l'abri de toute pression.

c. Dans les blessures de la poitrine les épaules doivent être un peu élevées. Dans celles du ventre, les cuisses un peu fléchies, et la partie supérieure du corps légèrement soulevée.

d. On se sert pour maintenir la position qui a été donnée au blessé, d'une couverture, de vêtements roulés ou pliés.

Le brancard peut être porté par deux ou quatre

hommes : le plus ordinairement deux suffisent : le porteur le plus petit doit se placer en avant, c'est-à-dire à l'extrémité du brancard correspondant aux pieds du blessé.

Les porteurs doivent marcher d'un pas régulier, peu allongé.

Déchargement du brancard.

Il faut prendre les mêmes précautions pour enlever un blessé de son brancard que pour l'y placer. On ne doit jamais enlever un blessé de son brancard que pour le mettre dans un lit ou sur une litière. Quand il s'agit de déposer le blessé sur un lit, c'est-à-dire sur un plan assez élevé au-dessus du sol, la manœuvre de déchargement du brancard peut être facilitée par le procédé suivant, qui la rend moins pénible pour le blessé et les porteurs.

Quatre hommes sont nécessaires pour cette manœuvre.

Les deux porteurs du brancard viennent se ranger parallèlement au lit, la tête du blessé se trouvant du côté de la tête du lit, et maintiennent le brancard solidement contre le rebord du lit et au niveau de son plan horizontal.

Les deux porteurs libres procèdent à l'enlèvement du blessé avec les mêmes méthodes que pour l'enlèvement à terre. Dans les cas ordinaires un seul porteur adroit et vigoureux peut suffire. Aussitôt le blessé soulevé, le brancard est rabattu vivement contre le lit : les porteurs se rapprochent et déposent le blessé doucement et sans secousse.

Transport avec les voitures.

On peut recourir pour le transport des blessés, à des voitures de toutes sortes.

Il faut choisir de préférence des voitures suspendues :
s'il est nécessaire d'utiliser celles qui ne le sont pas, il
faudra s'ingénier pour les aménager. Les types principaux sont les chars ou chariots à quatre roues, et les
charrettes à deux roues. L'aménagement consiste à disposer des cordes pour former un appareil de suspension :
une corde ou une paire de cordes, allant d'un bout à
l'autre de la voiture, dans le sens de la longueur et
d'autres transversales.

Les brancards sont placés et attachés sur les cordes,
aussi près que possible des traverses d'avant et d'arrière.
On peut aussi transporter les blessés, couchés sur des
brancards sans trop de secousses, en faisant reposer les
hampes sur des botillons de paille ou de simples fagots de branchage. Pour préserver les blessés du soleil
de la poussière ou de la pluie, il faut recouvrir les voitures ainsi aménagées. Le procédé le plus simple est
d'attacher des branchages aux côtés de la voiture, et de
réunir leurs extrémités libres de façon à former une
sorte d'ogive. On recouvre le tout d'une toile ou d'une
couverture.

Les blessés doivent être couchés sur les voitures avec
les plus grandes précautions, la tête sera suffisamment
élevée.

CHAPITRE XXIV

DE LA FIÈVRE (1)

La fièvre peut être considérée comme un symptôme d'une infection (fièvre thyphoïde, fièvre palustre, suppuration, etc) d'une auto-infection (embarras gastrique simple) d'une lésion organique, ou d'un transmatisme. Elle est caractérisée par un malaise, des frissons, une augmentation de la chaleur et de la fréquence du pouls, des troubles de la respiration et de la suractivité des combustions organiques.

Température fébrile.

A l'état normal la température du corps varie suivant les régions : elle augmente des parties périphériques vers le centre. Chez l'homme la température des pieds et des mains dépasse rarement 35 degrés ; la température axillaire est de 37 degrés en moyenne ; celle de la bouche close est un peu supérieure à ce chiffre. A l'état de maladie, la température du corps peut s'élever au-dessus de la normale ou s'abaisser au-dessous.

(1) *Pathol. interne,* LAVERAN et TEISSIER; et *Pathol. Gen.* de BOUCHUT

Pour rendre plus facile l'étude d'ensemble des oscillations thermométriques dans une maladie, on emploie un procédé graphique très simple ; on établit le tracé thermométrique sur une feuille de papier, disposée convenablement pour cet usage.

On fait généralement deux explorations, l'une le matin vers 7 ou 8 heures, l'autre le soir vers 4 ou 5 heures. Pour prendre la température on commence par débou-

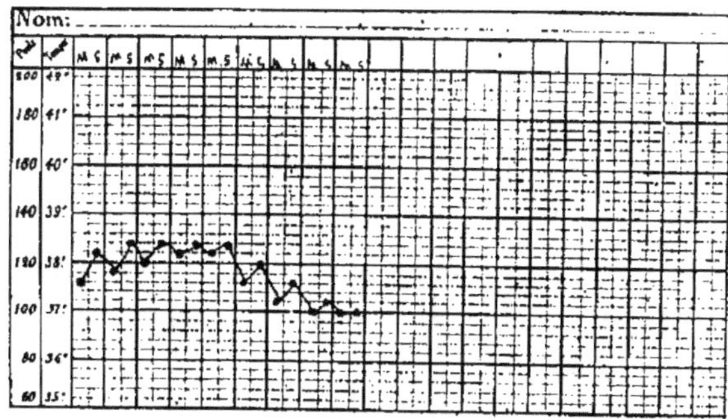

Fig. 30.

tonner la chemise du malade et par écarter son bras du corps, on essuie le creux de l'aisselle et on place avec précaution la cuvette du thermomètre : la tige du thermomètre est dirigée en avant et un peu vers le haut : le bras du malade est maintenu rapproché du corps, de manière que les surfaces cutanées des parois de l'aisselle soient en contact bien intime avec l'instrument ; il faut aussi s'assurer que la chemise n'est pas interposée entre la tige de verre et la peau.

L'opération dure dix minutes : la lecture de l'échelle graduée doit être faite avant que le thermomètre ne soit retiré de l'aisselle. Les températures recueillies, matin et soir, sont notées dans les colonnes par des points que l'on relie ensuite par une ligne brisée.

Dans l'évolution de toute maladie fébrile, et par suite dans tout tracé thermométrique, on peut distinguer trois périodes : 1° une période pendant laquelle la température s'élève, période d'ascension, 2° une période pendant laquelle la température se maintient à son maximum ou à des chiffres voisins, période d'état : 3° une période pendant laquelle la température s'abaisse, période de défervescence.

Pendant le cours d'une maladie fébrile certaines causes peuvent produire brusquement, soit un abaissement, soit une élévation de la température.

Les causes principales d'abaissement de la température sont les hémorragies abondantes, les évacuations alvines, les sueurs abondantes, les agents de la médication antipyrétique (antipyrine, sulfate de quinine, lotions froides, etc.). Les causes principales d'élévation de température sont les complications inflammatoires, la retention des matières fécales, l'alimentation trop abondante, les fatigues, les émotions, etc.

Troubles de la circulation. — Le caractère le plus remarquable du pouls fébrile est l'accélération ; le nombre des pulsations s'élève à 100, 120, 140 par minute.

Si la fréquence du pouls était toujours en rapports avec l'acuité de la fièvre, il serait plus facile de s'en rapporter à ce signe qu'à l'élévation de la température, car on a plus vite fait de compter le pouls que de prendre la température : malheureusement les causes d'erreurs sont nombreuses ; le nombre normal des pulsations varie d'un individu à l'autre, la moindre émotion, l'approche du médecin accélèrent le pouls du fébricitant. De plus dans certaines maladies fébriles comme la fièvre typhoïde, le pouls peut présenter une fréquence, à peine supérieure à la normale, alors que la fièvre est très vive et que le thermomètre marque 40 degrés ; dans la méningite franche il y a même ralentissement du pouls.

Si le médecin ne doit pas s'en rapporter exclusivement aux caractères du pouls, il ne doit pas non plus sacrifier cette source d'information à l'exploration thermométrique. Dans certains cas de fièvres graves, le thermomètre placé dans l'aisselle, donne une température normale ou même un peu inférieure à la normale ; cependant le pouls est petit, irrégulier, accéléré et il montre ainsi le danger, tandis que l'exploration thermométrique isolée pourrait inspirer une dangereuse sécurité.

Troubles de la respiration. — Il y a presque toujours un rapport exact entre la fréquence du pouls et celle de la respiration ; au lieu de 12 à 16 inspirations par minute on trouve chez le fébricitant 20, 30, 40 inspirations, cette accélération est dû à la dépense plus considérable d'oxygène ; en outre l'acide carbonique est formé en plus grande quantité qu'à l'état normal.

Troubles du système nerveux. — Le système nerveux souffre chez le fébricitant, et ses plaintes se traduisent par des douleurs, céphalalgie, douleurs lombaires et par des phénomènes d'excitation cérébro-spinale ; délire, stupeur, frisson.

Troubles des organes digestifs et des sécrétions. — Les troubles des organes digestifs dépendent en grande partie de ceux des glandes annexes. La salive manque, la bouche est sèche, les malades sont tourmentés par une soif ardente, la langue se sèche et se fendille, les mucosités entraînées d'ordinaire par la salive, s'accumulent sur la langue, sur les dents, sur les gencives.

Le suc gastrique fait également défaut, d'où le manque d'appétit ou anorexie ; les sucs intestinaux, la bile, ne viennent plus lubrifier l'intestin, en quantité suffisante, d'où la constipation qui accompagne d'ordinaire la fièvre, à moins de localisation intestinale, comme dans la fièvre typhoïde.

Les sueurs sont généralement supprimées pendant les périodes d'ascension et d'état, la peau est sèche, plus ou moins chaude. La défervescence s'accompagne souvent de sueurs abondantes.

Les urines subissent des altérations importantes ; claires et abondantes pendant le frisson fébrile, rares et très chargées de matières colorantes pendant la période d'état, elles deviennent souvent troubles pendant la défervescence, ce qui tient à ce que les principes solides, urates, etc. qui y sont contenues en grande quantité, se précipitent facilement.

La fièvre annonce toujours un état morbide éphémère, ou d'une durée plus ou moins longue. Sa marche et sa durée sont variables. Elles dépendent, comme ses principaux phénomènes de la cause qui lui a donné naissance, mais avec un peu d'habitude des malades, on parvient ordinairement à prévoir ce qu'elle deviendra, par les caractères de son début et de son développement.

Elle a, comme on sait, des périodes d'invasion, d'état et de déclin, qui sont plus ou moins marquées. De leur durée respective ressort la durée de la fièvre.

Un frisson violent avec fièvre, chez un opéré, annonce une infection générale ; un frisson brusque avec fièvre, chez un adulte, indique communément une maladie interne et plus souvent une pneumonie.

La fièvre commençant par des frissons avec claquements de dents, suivis de chaleur et de sueur, revenant par accès, indique une fièvre paludéenne etc. etc.

Dans toute fièvre il faut chercher à établir, d'après la marche des phénomènes, sa continuité, son intermittence, ou sa rémittence, qui est un mouvement fébrile

continu avec augmentation de la température revenant
à des périodes régulières : cette constatation et celle des
autres symptômes aideront à reconnaître le genre de
fièvre que l'on est appelé à combattre.

En général, le traitement initial d'une fièvre quelconque doit débuter par le purgatif salin ; le résultat immédiat est le nettoyage et la désinfection de l'appareil
gastro-intestinal ; ce traitement anodin suffit si la fièvre
n'est dûe qu'à un empoisonnement par soi-même : il est
adjuvant si la fièvre a une autre cause.

CHAPITRE XXV (1)

ANGINE CATARRHALE AIGUE. — EMBARRAS GASTRIQUE. — ICTÈRE CATARRHAL. — ENTÉRITE AIGUE. — EAU DE BOISSON

1° *Angine catarrhale aiguë.* — Sous la dénomination d'angine catarrhale aiguë on décrit l'inflammation de la muqueuse de l'arrière bouche et du pharynx, inflammation qui est superficielle, parfois limitée à une rougeur diffuse, et parfois accompagnée d'enduits blanchâtres ou pultacés.

Cette affection s'annonce par quelques symptômes généraux, frissons, fièvre, courbature, céphalalgie, inappétence, qui devancent plus ou moins l'éclosion de l'angine.

La fièvre tombe du deuxième au cinquième jour. Les ganglions sous-maxillaires sont peu engorgés.

La déglutition est très douloureuse, la voix est nasonnée, l'ouverture de la bouche et les mouvements de la mâchoire sont très pénibles.

Les régions extérieures et latérales du cou sont douloureuses et empâtées.

(1) *Path. Int.* de Dieulafoy et de Laveran. et Teissier.

Les amygdales prennent quelquefois un volume si considérable que la respiration peut en être gênée. Les douleurs d'oreilles et les troubles de l'audition ne se produisent que si l'inflammation gagne la trompe d'Eustache (conduit allant du pharynx au tympan).

L'examen de la gorge n'est pas toujours facile à cause de la douleur qu'éprouve le malade à ouvrir la bouche.

Malgré l'acuité des symptômes, la maladie se termine en quelques jours.

L'angine catarrhale aiguë, quand elle est primitive, a pour cause habituelle, le froid et le refroidissement sous toutes ses formes.

Lorsqu'elle est secondaire, elle est associée à d'autres affections, telles que la grippe, la rougeole, la scarlatine etc...

Cette affection bénigne peut être confondue, au début, avec des angines contagieuses épidémiques, dûes à des microbes pathogènes.

Le traitement de l'angine catarrhale aiguë est au début un traitement émollient : gargarismes tièdes à la décoction de guimauve, qu'on alterne avec le gargarisme suivant :

```
Eau bouillie  . . . . . . . . . . . .    1 litre
Acide borique  . . . . . . . . . . .   10 gr.
Essence de menthe . . . . . . . . .    2 gouttes
      Mêlez.
```

Les douleurs de gorge sont bien calmées par le collutoire suivant :

```
Glycérine . . . . . . . . . . . . . .   20 gr.
Borate de soude  . . . . . . . . . .    2 »
Chlorhydrate de cocaïne. . . . . . . .  0 gr. 30
      Mêlez.
```

Au moyen d'un tampon d'ouate imbibé de ce collutoire on touche toutes les heures les parties enflam-
mées.

Les purgatifs salins et les vomitifs seront réservés
pour les cas où l'angine est associée à un état gastrique
ou bilieux.

2º *Embarras gastrique.* — L'embarras gastrique s'observe principalement au printemps, surtout lorsque
l'atmosphère se réchauffe brusquement.

Très souvent aussi, il n'est que le résultat d'un trouble
purement local, dû à des excès de table, abus de boissons, etc...

L'appétit diminue, on éprouve de la lourdeur de tête,
de la lassitude, l'esprit et le corps sont moins aptes
au travail.

L'affection est apyrétique ou fébrile ; la bouche est
mauvaise, amère, les aliments n'ont plus de saveur et
ils provoquent facilement des nausées ou des vomissements.

La langue est humide, sale, recouverte d'un enduit
blanchâtre ou jaunâtre, plus ou moins épais. La constipation est la règle ; le ventre est indolore, ou bien il
existe une sensation de brûlure à l'épigastre, qui est
douloureuse à la pression.

L'intensité des symptômes fébriles est variable : au
début les malades éprouvent des frissonnements ; la
température suit une marche irrégulière, elle s'élève peu
au-dessus de la normale, le matin : elle est au contraire
assez élevée le soir. Cet état peut durer quelques
jours.

On peut confondre cette maladie avec les formes légères de la fièvre typhoïde ou fébricules typhoïdes. Dans
ces dernières, malgré le peu d'intensité de la maladie,
les symptômes nerveux, faiblesse, prostration, insomnie,

céphalalgie sont beaucoup plus marqués que dans l'embarras gastrique. Les symptômes abdominaux sont différents : au lieu de constipation on a de la diarrhée et de la douleur localisée au côté droit du ventre.

Cette maladie est bénigne et elle peut guérir par l'expectation pure et simple, mais elle peut alors se prolonger et dans le cas où l'embarras gastrique est bien caractérisé par l'enduit saburral épais de la langue, il est bon d'administrer un vomitif (poudre d'ipéca... 1 g. 50) ou un éméto-cathartique qui est un purgatif émétisé (Tartre stibie 5 centigrammes. Sulfate de soude... 20 grammes, eau distillée 500 grammes, un verre tous les quarts d'heure).

Ce traitement peut amener la guérison en vingt·quatre heures ; diète, repos au lit ; dans le cas où la fièvre présente quelque intensité, boissons fraîches et acidules (vinaigre blanc ou jus de citron 30 grammes, eau bouillie 900 grammes, sirop simple 100 grammes).

3° *Ictère catarrhal.* L'ictére catarrhal ou jaunisse est la coloration jaune de la peau et des muqueuses par les pigments biliaires. L'ictère apparaît d'abord aux conjonctives, il se généralise ensuite à la face, à la muqueuse de la bouche, au tronc et aux membres. La matière colorante de la bile se dépose dans les couches profondes de la peau, et la jaunisse ne disparaît complètement qu'après la desquamation des cellules coloriées de l'épiderme.

Le pigment biliaire s'élimine principalement par les reins, d'où la teinte caractéristique des urines ; mais il s'élimine aussi par les glandes sudoripares et sébacées ce qui explique la teinte jaune que prend le linge au contact avec les sueurs.

L'ictère catarrhal, ou jaunisse, est le symptôme prédominant de l'inflammation des voies biliaires, qui coïncide fréquemment avec l'embarras gastrique.

Les lésions sont celles que présentent toute muqueuse enflammée, rougeur et turgescence, accompagnées d'hypersécrétion abondante : il en résulte une sorte de bouchon, obstruant plus ou moins complètement le passage de la bile ; celle-ci n'étant plus déversée dans le duodénum, est résorbée : elle passe dans le sang, elle circule avec le plasma sanguin.

Les principaux symptômes de la jaunisse sont des troubles gastro-intestinaux.

L'ictérique a le dégoût des aliments, ses digestions se font mal, il a la langue pâteuse, et la bouche amère ; les matières fécales, par suite de l'absence de la bile, sont décolorées.

Le pouls est habituellement ralenti, il peut tomber à 40 pulsations par minute.

L'ictère est souvent accompagné de démangeaisons vives, principalement aux pieds et aux mains.

La durée moyenne de la maladie est de douze à quinze jours.

Lorsque l'ictère est lié à un état catarrhal des voies digestives, il faut prescrire un purgatif salin ou le calomel (1 gramme) ; les jours suivants, le régime lacté et les eaux alcalines Vichy, Vals etc...

Après guérison il est bon de prescrire des bains chauds pour hâter l'élimination du pigment cutané.

4° *Entérite aiguë*. L'entérite est l'inflammation catarrhale de la muqueuse intestinale ; sa cause la plus commune est une alimentation excessive ou de mauvaise qualité.

Les émotions morales vives, la joie, la peur, l'impression du froid, donnent lieu, par trouble de l'innervation, à des diarrhées dans lesquelles une part revient toujours à l'inflammation.

L'entérite débute ordinairement avec brusquerie. Le

premier symptôme est la douleur qui se concentre ordinairement au pourtour de l'ombilic. Les évacuations sont diarrhéïques dès le début. La palpation du ventre détermine des gargouillements. A l'endorissement du ventre se joignent l'anorexie, quelquefois des vomissements et une fièvre plus ou moins accusée.

L'entérite légère dure rarement plus de quatre à sept jours.

La forme grave débute de la même façon mais la réaction fébrile s'accuse davantage. L'anorexie est complète, la langue rouge et sèche, le ventre se ballonne ; les selles sont fréquentes et liquides.

La perte des forces est sensible, l'amaigrissement rapide.

Le traitement de la forme bénigne est des plus simples : diète, purgatif salin ; le lendemain diète légère, sous-nitrate de bismuth et quelques gouttes de laudanum, eau de riz, ou eau albumineuse édulcorée. Applications chaudes sur le ventre.

Eau de boisson. — Les affections du tube digestif et certaines maladies infectieuses, comme la fièvre typhoïde, la dysenterie etc... sont souvent dûes à la mauvaise qualité des eaux.

En campagne (1), en pays inconnu, le choix de l'eau de boisson devient beaucoup plus difficile ; sans doute dans bien des circonstances les usages de la population seront un guide précieux, mais combien souvent la qualité de l'eau ne pourra pas être contrôlée en dépit des signes organoleptiques bien connus.

On préférera l'eau de source à toutes les autres ; l'eau des puits tubés à celle des puits maçonnés, surtout lorsque ceux-ci seront mal protégés à leur partie supérieure

(1) *Hygiène militaire.* CH. VIRY. Médecin Inspecteur.

contre les écoulements de liquide à la surface du sol, ou lorsqu'ils seront situés à moins de cinq à six mètres d'un dépôt de fumier ou d'une fosse de latrine.

Lorsqu'on mettra en œuvre une pompe adaptée sur un puits dont on ne se sera pas servi depuis longtemps, il sera prudent de laisser se perdre la première eau, fournie par l'appareil.

Lorsqu'on voudra faire usage d'un puits maçonné dans lequel on soupçonnerait des infiltrations dangereuses, on y versera un lait de chaux (10 kilog. de chaux dans 40 litres d'eau) qu'on laissera en contact avec l'eau du puits pendant deux ou trois jours, après quoi on videra complètement le puits et on attendra, avant de puiser, le retour d'une nouvelle couche de liquide.

Les eaux de rivière ou d'étang sont toujours suspectes : l'eau des grands lacs est généralement bonne, lorsqu'elle n'est pas adultérée par des déversements insalubres.

En montagne, on ne boira qu'avec la plus extrême prudence les eaux provenant de la fonte des neiges, dont la fraîcheur excessive constitue l'un des dangers.

Les eaux des marais sont absolument à rejeter.

On prendra toutes les précautions nécessaires pour protéger les sources, puits ou cours d'eau, destinés à l'alimentation, contre toute souillure provenant des latrines, des égoûts, des immondices de toute nature.

Lorsque l'eau est trouble, on peut la clarifier par le repos. Pour hâter la clarification on a fait usage de l'alun (250 grammes pour 500 litres d'eau) mais l'usage continu de l'eau alunée peut amener des troubles digestifs. Plusieurs auteurs soutiennent que l'épuration de l'eau peut-être obtenue à l'aide de permanganate de potasse ou de chaux. Ce procédé repose sur l'oxydation des matières organiques, il se forme un précipité brun noirâtre qui est inoffensif, et qu'on peut laisser se déposer ou filtrer. Il suffit, paraît-il, de 20 milligrammes de permanganate de potasse ou de chaux, pour rendre stérile un litre d'eau de Seine, puisée au pont d'Austerlitz, et la priver, à peu près complètement, de matières organiques. L'ébullition, combinée ou non, avec l'emploi du thé, du café, ou de quelque autre plante aromatique, est le mode par excellence de purification de l'eau de boisson ; l'eau bouillie doit, avant d'être utilisée, être aérée au moyen du battage ou par l'écoulement lent d'un récipient dans un autre. La filtration de l'eau est difficile en campagne ; il existe un filtre de campagne système Chamberland qui a été utilisé en 1892 par les troupes envoyées au Dahomey. L'appareil comprend 20 bougies en porcelaine, enfermées dans un récipient, l'eau impure y est refoulée par une pompe aspirante et foulante.

Cet appareil n'a pas rendu les services qu'on en attendait, il était trop lourd et demandait des soins minutieux.

CHAPITRE XXVI (1)

LARYNGITE CATARRHALE AIGUE. — ŒDÈME DE LA GLOTTE. BRONCHITE AIGUE. — CONGESTION PULMONAIRE. — HÉMORRAGIES BRONCHO-PULMONAIRES

1° *Laryngite catarrhale aiguë*. — La laryngite catarrhale aiguë se développe isolément, à titre de maladie distincte, ou secondairement, dans le cours d'une autre maladie. Dans les deux cas elle s'annonce par une sensation de chatouillement au larynx. La toux, d'abord sèche et légère, devient plus intense à mesure que les mucosités s'accumulent sur les lèvres de la glotte.

La laryngite légère ne provoque que l'enrouement, mais quand elle est intense elle est accompagnée de l'extinction de voix, et d'un trouble assez gênant de la respiration. La fièvre est plus ou moins forte, la toux et la déglution douloureuses.

La laryngite aiguë, lorsqu'elle est primitive, est provoquée par le refroidissement. Elle est un des principaux symptômes de la grippe et de la rougeole.

Les sudations, les boissons chaudes, les pédiluves sinapisés (délayer farine de moutarde 100 gr. dans eau froide 250 grammes, puis ajouter dans le bain) les gar-

(1) *Pathol. int.* DIEULAFOY. LAVERAN et TEISSIER.

garismes émollients (solution boriquée chaude, ou bien décocté de guimauve 200 grammes avec mellite simple 40 grammes), les inhalations émollientes (capsules de pavot 15 grammes, eau bouillante un litre) aspirer la vapeur pendant l'ébullition. Les révulsifs (teinture d'iode ; cataplasme émollient, saupoudré de farine de moutarde), placés au devant du cou, forment l'ensemble du traitement.

2° *Œdème de la glotte.* — L'œdème de la glotte, ou hydropisie du larynx, est un accident de plusieurs affections du larynx, (plaies ou brûlures, laryngite chronique) ou aussi d'affections générales (maladies des reins, du cœur, scarlatine, diphtérie, variole, tuberculose etc...) Ce qui domine dans la symptomatologie de l'œdème de la glotte. c'est la dyspnée : celle-ci peut se déclarer brusquement, sous forme d'un violent accès qui va mettre du premier coup la vie du malade en danger.

D'autres fois, la dyspnée s'établit progressivement, le malade a la sensation d'un corps étranger, qui obstrue l'orifice supérieur des voies aériennes. Cette dyspnée lente, mais continue, est interrompue par de violents paroxysmes de suffocation, qui contribuent à obstruer davantage la glotte.

Le malade, la face livide, la bouche ouverte, fait des efforts pour dilater sa poitrine. Ces accès durent de dix à quinze minutes, et se répètent fréquemment ; ils se termineraient par la mort sans l'intervention médico-chirurgicale.

La dyspnée, occasionnée par l'œdème laryngé, se reconnaît aux caractères de la gêne respiratoire, à la localisation des sensations du malade, et surtout au sifflement ou au tirage inspiratoire, qui souvent devient une respiration rude, rauque et stridente, s'entendant à une longue distance.

Quand l'œdème laryngé évolue rapidement, il est urgent d'appliquer sans retard des sangsues ou des ventouses scarifiées autour du cou.

Le médecin doit être prévenu, pour le cas où il y aurait lieu de pratiquer la trachéotomie.

Mode d'application des sangsues. — Il faut aseptiser la région et la raser s'il y a lieu ; les sangsues sont au préalable placées dans un linge propre où elles sont roulées, essuyées, on les met ensuite en contact avec la peau et on les recouvre, si elles sont lentes à prendre, avec un petit verre.

Dans les cas où les sangsues ne veulent pas mordre, on peut étendre sur la peau un peu de lait bouilli.

Ventouses sèches. — On emploie des verres spéciaux, dits verres à ventouses, ou au besoin, des petits verres à boire.

Il faut raréfier l'air contenu dans ces récipients, en y faisant brûler un petit morceau de papier, ou bien un peu de charpie ou de coton hydrophile, imbibé d'alcool ou d'éther. Dès que le vide est fait, on applique précipitamment le récipient sur la peau, en ayant soin que les bords soient parfaitement en contact avec les téguments. Aussitôt la ventouse appliquée, la peau s'élève dans son intérieur, devient rouge, puis noirâtre. On laisse le récipient en place pendant quelques minutes, puis on l'enlève, en déprimant les téguments sur un des côtés, pour faciliter la pénétration de l'air sous le verre.

Ventouses scarifiées. — Elles s'appliquent de la même façon que les ventouses sèches : lorsque la peau est bien congestionnée on retire les verres et on fait à fleur de peau des incisions imperceptibles (en observant toutes les règles de l'asepsie).

Ces scarifications peuvent être faites avec un rasoir, un bistouri ou une lancette ; elles doivent être parallèles, de 1 à 2 millimètres de profondeur et à une distance de 3 millimètres.

On réapplique ensuite les verres sur le même emplacement, le sang coule en nappe, et en petite quantité.

3° *Bronchite aiguë*. La bronchite aiguë est l'inflammation catarrhale des grosses et des moyennes bronches, elle est souvent associée à l'inflammation de la trachée (trachéo-bronchite), et même dans quelques cas, (rhume ordinaire) il n'y a que de la trachéïte.

La bronchite légère, qui n'intéresse que la trachée et les grosses bronches, est presque apyrétique ; elle est accompagnée de céphalalgie, et d'un peu de courbature.

Au début la toux est pénible, et l'expectoration peu abondante et claire, plus tard la toux devient grasse, et les crachats sont épais.

L'indisposition dure environ huit jours.

Cette maladie est primitive ou secondaire. Dans le premier cas elle est provoquée par un refroidissement, et par l'action des températures basses et humides ; dans le deuxième, elle accompagne certaines affections comme la rougeole, la grippe, la fièvre typhoïde etc...

Comme traitement il suffira de recommander les pédiluves sinapisés, d'appliquer sur les parois du thorax des révulsifs légers (teinture d'iode, sinapismes, ventouses sèches), et de prescrire des inhalations émollientes et une potion destinée à calmer les douleurs et les quintes de toux.

Eau de fleur d'oranger		80 gr.
Sirop de chloral et sirop de morphine.	ãã	25 »
Eau de laurier cerise		10 »

Une cuillerée à bouche toutes les deux heures.

4° *Congestion pulmonaire*. — La congestion pulmonaire, ou engorgement sanguin du poumon, peut avoir plusieurs sources. On l'observe souvent en dehors de toute autre manifestation morbide : elle est alors dûe au refroidissement, elle s'accompagne de fièvre assez forte, d'un frisson intense, de céphalalgie, de nausées, d'un point de côté. La fièvre tombe ordinairement vers le troisième jour. Il y a de la toux, de la dyspnée, le malade rejette des crachats souvent rosés, parfois sanguinolents.

Le traitement consiste dans l'administration d'un vomitif (Ipéca 1 gr. 50 et tartre stibié deux centigrammes) et dans l'application à l'endroit douloureux du thorax, d'un certain nombre de sangsues ou de ventouses scarifiées.

5° *Hémorragies broncho-pulmonaires*. — Conséquence habituelle d'une congestion, l'hémorragie broncho-pulmonaire ou hémoptysie est un accident qui survient dans le cours d'un grand nombre d'affections (côte fracturée, qui a érodé le poumon et déchiré quelque vaisseau ; début de la tuberculose, etc). A côté des hémoptysies foudroyantes (rupture d'un anévrisme de l'aorte, ulcération ou plaie d'un gros tronc vasculaire) il existe des hémoptysies moins importantes et bien plus communes. Parfois les crachats sont sanguinolents, le mucus bronchique se trouve mêlé à un sang rutilant.

D'autres fois l'hémorragie est plus abondante, le malade rejette un demi-verre ou un verre de sang plus pur, rouge vermeil, mélangé à de l'écume bronchique. Cette évacuation sanguine s'accompagne alors de certains troubles fonctionnels ; il y a de la pâleur de la face, les extrémités se refroidissent, le pouls est petit, fréquent ; la respiration est accélérée, l'expression du visage dénote une angoisse profonde.

Il faut d'abord calmer le malade et modérer ses impressions de terreur et d'angoisse ; appliquer ensuite les révulsifs sur les membres, et couvrir la poitrine de larges cataplasmes chauds; administrer un vomitif (Ipéca 1 gr 50 et tartre stibié... cinq centigrammes) : le crachement de sang est quelquefois arrêté avant l'effet complet du vomitif. On obtient souvent de bons résultats des inhalations de perchlorure de fer, à la dose de 2 grammes pour 150 grammes d'eau. On a recours aussi aux boissons glacées et acidulées, vineuses ou alcoolisées, et l'on prescrit une potion ainsi composée :

Eau distillée 120 grammes : sirop simple 40 grammes : ergotine 2 grammes, (à prendre par cuillerées à bouche.)

Si l'hémoptysie persiste on peut pratiquer des injections sous-cutanées d'ergotine (1 à 2 grammes). Eau distillée bouillie, cinq centimètres cubes : ergotine 5 grammes : un centimètre cube = 1 gramme d'ergotine.

Dans toutes les affections broncho-pulmonaires on doit songer à désinfecter l'expectoration, en la recueillant dans un vase contenant de la solution de bichlorure de mercure au 1 0/00.

14.

CHAPITRE XXVII (1)

1° *Congestion cérébrale et coup de chaleur*. — La congestion cérébrale et le coup de chaleur peuvent produire la perte de connaissance. Parmi les causes les plus communes de la congestion cérébrale, on peut citer l'alcoolisme, l'insolation, le refroidissement brusque, après un repas copieux et d'abondantes libations, le bain froid pris au moment de la digestion, les émotions vives, la colère. Au point de vue clinique on peut distinguer une forme légère de la congestion cérébrale et une forme grave.

Les malades atteints de la forme légère ont la face colorée, les carotides battent avec force, il existe de la céphalalgie, de la lourdeur de tête, des vertiges, des bourdonnements d'oreilles : le sommeil est troublé par des rêves et des cauchemars ou bien il existe une insomnie habituelle.

Dans la congestion à forme grave les symptômes précédents s'exagèrent, la vue se trouble, enfin les malades perdent connaissance.

(1) *Pathol. Int.* de DIEULAFOY : de LAVERAN et TEISSIER. *Aide-mémoire de médecine militaire* de A. COUSTAN.

La mort peut se produire rapidement, mais en général les accidents se dissipent, sous l'influence d'un traitement approprié. Au sortir de cet état il existe de la fatigue, de l'engourdissement des membres, et quelquefois de la paralysie.

La congestion cérébrale peut être confondue avec le coup de chaleur qui est une maladie générale, produite par la chaleur, unie à la grande fatigue, et souvent à l'extrême humidité de l'air ; tandis que la congestion du cerveau, due à l'insolation, n'est produite que par l'action directe des rayons solaires.

La fatigue musculaire est nécessaire à la production du coup de chaleur. Cela est prouvé par ce fait qu'en Algérie, en plein été, sous la tente où l'on manque d'air, et où l'on étouffe, mais où l'on est constamment au repos, on constate rarement cette affection.

Au cours d'une marche militaire, d'une étape fatigante, par une température ne dépassant souvent pas 25 degrés centigrades, on voit des hommes qui, le visage congestionné, baigné de sueur, sont pris d'une constriction subite, violente, à l'épigastre, avec vertiges, céphalalgie, pouls irrégulier et faible, pupilles dilatées.

Sans un secours immédiat, ces hommes vont succomber à l'asphyxie. La chaleur ambiante n'a joué qu'un rôle secondaire, l'influence prédominante est représentée par le surmenage aigu, qui détermine une asphyxie, au mécanisme de laquelle, concourent différents éléments : augmentation d'acide carbonique dans le sang, acide dû au fonctionnement exagéré du système musculaire : quantité moindre d'oxygène fixée par le sang à une température supérieure à la moyenne : ralentissement des échanges gazeux dans les poumons, par suite de la gêne des mouvements respiratoires.

Que l'homme ait perdu connaissance par suite de

congestion cérébrale ou de coup de chaleur, le traitement sera à peu près identique.

Il faut coucher le malade, la tête élevée, déboutonner les vêtements et appliquer des compresses froides, ou si possible une vessie de glace sur la tête, frictionner les bras et les jambes, faire la respiration artificielle et les tractions rythmées de la langue, et des injections souscutanées d'éther. On peut poser deux ou trois sangsues, ou des ventouses scarifiées derrière les oreilles, et des sinapismes sur les membres inférieurs ; il faut enfin prescrire des lavements purgatifs (feuilles de séné... 15 grammes : sulfate de soude cristallisé 20 grammes : eau bouillie 500 grammes) la diète complète et des boissons fraîches. La chambre doit être bien aérée.

2° *Epilepsie.* — L'épilepsie est une névrose caractérisée par des attaques convulsives, avec perte de connaissance et troubles intellectuels.

L'attaque d'épilepsie se produit de la façon suivante : le malade pousse un cri, perd connaissance et tombe comme foudroyé.

La brusquerie de la chute explique les contusions qu'on observe souvent sur les parties du visage, qui ont supporté le choc. Au début de l'attaque la figure de l'épileptique est d'une pâleur cadavéreuse, toute sensibilité est abolie, la période convulsive commence ; les muscles des yeux, de la face, du cou, du thorax, de l'abdomen et des membres, sont tétanisés : le globe de l'œil est convulsé sous la paupière, les dents sont serrées.

La face qui était pâle, au début, devient congestionnée, le pouls est à 120 et 150 pulsations. Après 20 à 30 secondes de cet état, commencent les mouvements cloniques, les yeux roulent dans les orbites, la langue est mordue, une bave spumeuse et sanguinolente baigne les lèvres de l'épileptique.

Après une ou deux minutes de cette période convulsive, le malade pousse un soupir et l'attaque se termine petit à petit, sans que le malade ait gardé un souvenir de ce qui s'est passé.

Il est assez facile, en tenant compte des principaux symptômes de cette maladie, de ne pas la confondre avec la congestion cérébrale ; l'importance est grande, car dans la congestion cérébrale il faut intervenir immédiatement, tandis que le traitement de l'accès d'épilepsie est presque nul ; il faut se contenter, lorsque les convulsions se produisent, de placer le malade sur le dos, de maintenir les membres, de dégager le cou, pour éviter les traumatismes et la suffocation possible.

CHAPITRE XXVIII (1).

Maladies d'origine alimentaire et intoxications alimentaires aiguës. — Alcoolisme. — Intoxication par l'acide carbonique, l'oxyde de carbone, le phénol, le mercure, le venin des serpents. — Instruction pour les cas d'empoisonnement.

1° *Maladie d'origine alimentaire et intoxications alimentaires aiguës. Alcoolisme.* — Certains aliments et surtout la viande, peuvent devenir dangereux, du fait de la présence de parasites, que nous pouvons ainsi ingérer ou du fait, des altérations qu'ils ont pu subir. Dans le premier cas nous avons affaire à des maladies d'origine alimentaire, et dans le second cas à des empoisonnements proprement dits.

a. Maladies d'origine alimentaire. — Les principaux parasites que les viandes peuvent renfermer et dont l'ingestion est dangereuse pour l'homme sont :

Les tœnias, les trichines, les microorganismes du charbon et de la tuberculose.

(1) *Conférences d'hygiène,* A. Proust. — *Manuel d'hygiène,* Ch. Viry. — *Aide-mémoire de médecine,* A. Coustan. — *Pathologie interne* de Dieulafoy. — *Formulaire thérapeutique,* Debove et Gourin. — *Règlement sur le service de santé à l'intérieur.*

Les œufs de certains entozoaires (tœnias), contenus dans les eaux, peuvent se trouver portés dans le tube digestif, ou bien être absorbés par des animaux de boucherie, qui deviennent à leur tour une source d'infection.

La trichinose, est une maladie, provoquée chez l'homme, par l'ingestion de la viande trichineuse du porc.

Le moyen de se préserver des tœnias et de la trichine, c'est de ne consommer les viandes que parfaitement cuites.

Le mouton, le bœuf, sont les animaux qui contractent plus spécialement le charbon ; le bœuf, et les volailles sont atteints fréquemment de la tuberculose.

On a constaté des cas de charbon, qui ont toujours été mortels, chez les gens qui avaient avalé de la viande d'animaux charbonneux.

C'est un fait rare : la viande charbonneuse pouvant difficilement être livrée à la consommation.

Les viandes charbonneuses dégagent une légère odeur ammoniacale ; la graisse est injectée, les interstices musculaires présentent des taches noirâtres ; il y a des suffusions sanguines, des ecchymoses, de la congestion et de l'hypertrophie des ganglions.

Les muscles, un peu mous, sont d'une nuance rouge pâle, parfois un peu jaunâtre, à l'aspect lavé.

Le sang noirâtre, poisseux, reste livide dans les vaisseaux, tâche les doigts en brun rouge, et garde à l'air sa teinte foncée.

On sait que l'agent producteur de la tuberculose est un bacille, qui détermine dans les organes, où il s'établit, des lésions appelées tubercules. Sa pénétration dans l'organisme humain s'effectue, tantôt par les voies respiratoires (poussières des crachats desséchés) tantôt par les voies digestives (viande ou lait tuberculeux).

Les viandes provenant d'animaux tuberculeux ne sont expressément exclues de la consommation que dans les cas suivants : 1° si les lésions sont généralisées, c'est-à-dire non localisées dans les organes viscéraux et leurs ganglions lymphatiques.

2° Si les lésions, bien que localisées, ont envahi la plus grande partie d'un viscère, ou, se traduisent par une éruption sur les parois de la poitrine ou de la cavité abdominale. Toutefois on devra se montrer extrêmement prudent, avant d'accepter comme propre à la consommation, la viande provenant d'un animal reconnu tuberculeux à un degré moins avancé.

Il est d'une grande importance d'interdire absolument l'usage du lait provenant de vaches tuberculeuses.

b. Intoxications alimentaires aiguës. — Sous ce nom on distingue les accidents qui se produisent à la suite de l'ingestion des viandes salées, fraîches ou de conserve, de poissons, ou de légumes avariés.

Lorsque la putréfaction d'une matière organique vient à se produire, il se forme, dès le début, des poisons chimiques spéciaux, qui sont extrêmement toxiques ; aussi l'ingestion d'une substance putréfiée peut-elle déterminer des accidents graves et même déterminer la mort.

On a cité des cas d'intoxication par la viande altérée, par le poisson, (surtout la morue), les vieux fromages décomposés, les vieilles conserves ou des conserves mal préparées ; c'est surtout avec les préparations de charcuterie que les accidents sont les plus fréquents, notamment avec les boudins et les saucisses.

Les boîtes de conserve de toute espèce ne doivent être ouvertes qu'au moment de la préparation du repas.

Lorsque la conserve s'altère, il se développe souvent des gaz, dont la pression donne une forme convexe aux parties plates de la boîte, qui avaient pris la forme concave au moment de la fabrication.

Les boîtes ayant ce caractère doivent être rejetées. Il convient aussi de ne pas employer, pour l'alimentation, les boîtes dont le contenu aurait une odeur désagréable de poisson, dont la graisse serait liquide, ou aurait perdu sa transparence, dont la viande serait flasque ou décolorée.

Le pain avarié et les pommes de terres germées produisent des accidents quelquefois assez graves.

Les principaux symptômes occasionnés par les aliments avariés sont :

Troubles digestifs : coliques, diarrhée fétide, nausées, vomissements.

Troubles nerveux : céphalées, défaillance générale, étourdissements, vertiges, dilatation pupillaire.

Troubles circulatoires : pouls petit, ralenti, fièvre modérée.

Manifestations cutanées : urticaire, purpura, etc.

Traitement. — Evacuer les poisons hors de l'organisme : Ipéca 1ᵍ,50 ; aussitôt les vomissements arrêtés, antisepsie intestinale :

(Benzonaphtol et salol, de chaque 0,25 centigrammes, en un cachet, 4 à 8 cachets par jour). Diète lactée. Médication tonique (potion avec extrait de quinquina... 4 grammes ou bien teinture de kola... 2 à 4 grammes.)

Dans les empoisonnements par les champignons, aussitôt après l'effet produit par le vomitif, administrer une potion gommeuse... 120 grammes, avec teinture de Belladone... vingt gouttes — ou bien une injection hypodermique d'atropine (alcaloïde de la belladone) de 1/2 à 1 milligramme (atropine, cinq milligrammes : eau bouillie cinq centim. cubes). Le contenu de la seringue, c'est-à-dire un cent. cube = 1 milligramme d'atropine.

C. Alcoolisme. — Les boissons alcooliques, le vin, les liqueurs, les apéritifs, etc., sont d'autant plus redoutables qu'elles sont fabriquées avec des substances de plus mauvaise qualité. Les essences d'anis, de menthe, d'absinthe, etc., qui entrent dans la composition des liqueurs, augmentent leur pouvoir toxique. Prises le matin, à jeun, les boissons alcooliques sont plus nuisibles que mélangées aux aliments au moment des repas.

L'alcoolisme aigu c'est l'ivresse.

L'alcoolisme chronique s'établit lentement et les accidents qu'il détermine concernent surtout les voies digestives et le système nerveux. L'alcoolique perd l'appétit, il éprouve une sensation de brûlure le long de l'œsophage, il a le matin des vomissements de matières blanchâtres et filantes (pituites). Parfois la gastrite chronique des buveurs est compliquée d'ulcérations de l'estomac.

Le tremblement alcoolique est surtout accusé aux mains. Les alcooliques ont souvent des maux de tête, des vertiges ; l'ouïe et la vue sont perverties ; certains d'entr'eux ont des hallucinations, des convulsions épileptiformes et des troubles cérébraux, des accès de delirium tremens.

L'alcoolisme conduit à la paralysie générale et à la démence.

Les influences de l'alcoolisme s'étendent jusqu'aux descendants, car les enfants des alcooliques sont parfois des êtres déchus (idiotie, scrofule, épilepsie, etc.)

Traitement. — Chez l'homme ivre il faut provoquer, par le vomissement, le rejet des boissons ingérées : l'acétate d'amoniaque (vingt gouttes dans un peu d'eau), le café sont de bons adjuvants pour stimuler l'organisme. Appliquer des sinapismes et frictionner les membres. En cas d'hypothermie (température au-dessous de la normale), réchauffer le malade avec des boules d'eau chaude, des cataplasmes sinapisés, et lui faire une ou deux injections sous-cutanées d'éther. Le délirium tremens paraît favorisé par une suppression trop brusque de l'alcool : à ceux qui en sont atteints, prescrire des boissons vineuses, de l'extrait d'opium cinq à dix centigrammes par 24 heures, le chloral et le bromure de potassium, séparés ou associés, de 2 à 4 grammes.

2° *Intoxication par l'acide carbonique et l'oxyde de carbone.*

Les réchauds de charbon, l'emploi des poêles fixes dont on ferme le tuyau pour conserver plus longtemps la chaleur, l'usage des poêles mobiles dont le tirage est défectueux, sont les causes les plus fréquentes de cette intoxication.

L'oxyde de carbone se fixe sur les globules rouges du sang, en chasse l'oxygène, et empêche l'oxygène de l'air inspiré d'agir sur eux : l'acide carbonique se répand dans l'air qui en est rapidement saturé, de la sorte l'air expiré par les personnes ne peut se débarrasser de son acide carbonique.

Les principaux symptômes sont les maux de tête, vertiges, troubles de la vue, vomissements, dyspnée, perte de connaissance, précédée parfois de convulsions ; la mort survient rapidement. La guérison est possible dans les intoxications légères.

Traitement. — Grand air, respiration artificielle, tractions rythmées de la langue, sinapismes sur les membres ; injection sous-cutanée de sérum artificiel (250 à 500 grammes) ; le lendemain traiter l'anémie consécutive par les toniques (extrait de quinquina 2 grammes, ou teinture de Kola, 2 grammes dans potion gommeuse, 120 grammes ; à prendre dans la journée.)

3° *Intoxication par le phénol, le mercure, le venin des serpents.*

a. Phénol. — Ingéré en solution forte, il détermine des brûlures et des symptômes de gastro-entérite, tels que vomissements, coliques, diarrhée ; puis perte de connaissance, dyspnée, affaiblissement des contractions du cœur, mort. Dans l'intoxication légère, les accidents sont moindres et consistent principalement en vertiges, bourdonnements d'oreilles, faiblesses. La coloration noirâtre des urines est un symptôme constant.

Traitement. — Evacuer le poison par un vomitif, administrer en même temps de l'eau tiède du sulfate de soude, ou du sulfate de magnésie (30 grammes dans un litre d'eau) qui ont pour effet de neutraliser le phénol. Injections hypodermiques d'éther : frictions.

b. Mercure. — L'intoxication légère survenant à la suite de la médication mercurielle est caractérisée par de la stomatite, de la salivation, des coliques et de la diarrhée. L'intoxication grave est produite par l'absorption de produits mercuriels à dose élevée. Les principaux symptômes sont la sécheresse et la brûlure de la gorge et de l'estomac : douleurs atroces dans le ventre, vomissements et diarrhée sanguinolente. Le pouls est petit, précipité, irrégulier ; le cœur faiblit : dyspnée, syncope et mort.

Traitement. — Evacuation du poison par un vomitif. Injection sous-cutanée de la solution suivante (apomorphine, un centigramme, eau bouillie... un centimètre cube : à cette dose l'apomorphine produit, au bout de dix minutes, des nausées et des vomissements. En même temps administrer de l'eau albumineuse.

Stimuler le malade avec des frictions, des sinapismes, le lendemain lui donner une potion tonique.

c. Venin des serpents. — La morsure des serpents venimeux détermine une douleur vive, et quelquefois une sensation de brûlure, envahissant tout le membre. Autour de la piqûre apparaît une auréole violacée, avec tuméfaction douloureuse.

Les symptômes généraux, tels que dyspnée, pouls petit, rapide, affaiblissement du cœur, syncope, surviennent deux ou trois heures après la morsure.

L'apparition de la fièvre est un indice favorable.

Traitement. — Le traitement local a pour but d'empêcher l'absorption du poison et de le neutraliser. Tout d'abord serrer le membre avec un lien entre la morsure et la racine du membre, cautériser la plaie, avec un fer rouge ou un caustique (acide sulfurique, acide azotique, ammoniaque). Injecter autour de la plaie, avec le petite seringue de Pravaz, en plusieurs endroits différents, 8 à 10 centimètres cubes de la solution suivante :

Permanganate de potasse... 1 gramme : eau bouillie... 100 grammes.

Si on peut se procurer du sérum antivenimeux ou antitétanique, en injecter 30 à 50 centimètres cubes.

Frictionner le malade, le stimuler avec un peu d'alcool ou la potion avec acétate d'ammoniaque, 5 grammes ; le café, le thé et la caféine, (1 à 2 grammes dans une potion).

4° Instruction pour les cas d'empoisonnements.

Dans tout empoisonnement il y a trois indications principales à remplir.

1° L'évacuation du poison.

2° L'administration du contre-poison.

3° Le traitement des symptômes immédiats.

L'évacuation des poisons s'obtient à l'aide des vomitifs, des purgatifs et du lavage de l'estomac. Comme vomitif on ne doit employer que l'ipéca, l'émétique étant hyposthénisant.

Lorsque le poison est connu, on administre l'antidote ; s'il est inconnu, on a recours aux antidotes multiples.

Le traitement des symptômes varie suivant les effets produits par le poison ingéré.

Dans les hôpitaux militaires les contre-poisons doivent être préparés à l'avance, ils sont placés dans une armoire spéciale.

Liste des principaux contre-poisons.

Dénomination	Mode d'emploi et doses
Albumine sèche	50 gr. dans 500 gr. d'eau, ou bien blancs d'œufs 4 par litre d'eau.
Ammoniaque liquide	Vingt gouttes en potion.
Antidote multiple de Jeannel .	Doses répétées de 50 à 100 centimètres cubes.
Fer réduit (paquets de 10 gr.).	Un paquet dans un verre d'eau.
Ipéca (paquets de 1 gr. 50) . .	Un paquet dans un verre d'eau tiède.
Magnésie calcinée (paquets de 15 gr.)	Un paquet dans 500 gr. d'eau.
Sulfate de magnésie (paquets de 50 gr.)	Un paquet dans un litre d'eau.
Sulfate de soude (paquets de 50 gr.)	Un paquet dans un litre d'eau.
Solution iodo-iodurée (flacon de 1 litre) :	Doses de 50 à 100 gr.
{ Iode (0 gr. 30). Iodure de potassium, 40 grammes. . . { Eau (1 litre) :	
Tanin ou quinquina (paquets de 5 gr.). . . . . , ...	1 paquet dans 500 gr. d'eau.
Vinaigre (1 litre)	50 gr. dans 500 gr. d'eau.

Premiers secours en cas d'empoisonnement.

Poisons		Contre-Poisons
Acides concentrés .		Magnésie, 15 gr. dans 500 gr. d'eau. Bicarbonate de soude (4 à 6 gr.). Eau de savon. Eau albumineuse.
Alcalis concentrés . :		Vinaigre. Sulfate de magnésie.
Azotate d'argent. .		Chlorure de sodium (gros sel de cuisine) 10 à 20 gr. dans 500 gr. d'eau.
Arsenic . . . . . :		Vomitif. Antidote multiple.
Emétique		Tanin. Eau albumineuse, injection d'éther, café.
Iode, teinture d'iode :		Amidon, 20 gr. dans un litre d'eau.
Morphine, opium .		Vomitif. Solution iodo-iodurée. Tanin. Injection hypodermique de 1 milligramme de sulfate d'atropine dans eau : 1 centimètre cube.

CHAPITRE XXIX (1).

1° *Variole*. — La variole, ou petite vérole, est caractérisée par une éruption de pustules, séparées les unes des autres par de larges espaces de peau saine.

La maladie débute par une température de 40 à 41 degrés ; elle est accompagnée de frissons, de céphalalgie, de vomissements et de douleurs lombaires.

L'éruption commence vers le troisième jour, elle se présente au visage, puis au reste du corps, d'abord sous forme de papules, puis sous forme de vésicules, qui bientôt se transforment en pustules contenant un liquide lactescent.

L'éruption paraît sur les muqueuses en même temps que sur la peau.

Pendant la période de suppuration, les souffrances du malade sont excessives ; là tuméfaction de la tête et de la face le rend méconnaissable. La fièvre de suppuration est continue, avec des rémissions plus ou moins marquées ; en général, la défervescence se produit du

---

(1) *Path. Int.* de Dieulafoy, et de Laveran et Teissier. *Règlement sur le service de santé à l'intérieur.*

onzième au quinzième jour. Les pustules se dessèchent :
l'élimination des croûtes est très lente.

Des complications surviennent fréquemment ; agitation, délire, éruption du larynx et des bronches produi-
sant une forte dyspnée ; pustules sur la cornée donnant
naissance à des ulcérations qui peuvent amener la
perte de l'œil.

Traitement. — Les varioleux doivent être isolés ; les
infirmiers qui en sont chargés doivent être revaccinés
ou avoir eu la variole.

Les malades ne doivent pas sortir avant la chute
complète des croûtes qui sera favorisée par de nombreux bains. Le linge et les literies seront désinfectés.
Les salles seront désinfectées, puis remises à neuf.

Le repos à la chambre, des boissons fraîches, un
purgatif léger (sulfate de magnésie) est le traitement des
premiers jours : pendant la suppuration, le chlorhydrate
neutre de quinine (de 0^{gr} 25 à 0^{gr} 50 centigrammes par
jour) et les toniques (vin de quinquina, potion avec extrait de quinquina, 2 à 3 grammes) sont indiqués. A la
fin, donner des bains tièdes, surveiller les yeux, les lotionner plusieurs fois par jour avec de l'eau boriquée
tiède.

La varioloïde est une variole abortive dans laquelle
l'éruption n'arrive pas à la suppuration.

2° *Vaccine.* — Depuis longtemps on avait remarqué
dans quelques comtés d'Angleterre que les femmes qui
avaient pris le cowpox (picote de la vache, caractérisée
par des pustules sur les pis) en trayant les vaches,
étaient à l'abri de la variole. C'est une fille d'étable, ino-
culée naturellement, qui fournit à Jenner du vaccin
pour ses premières vaccinations (1798).

Les vaccinations et les revaccinations doivent se faire
soit directement de génisse à bras, soit à l'aide du vac-

cin animal, fourni par les divers centres vaccinogènes, sous forme de pulpe glycérinée, qui, préparée dans de bonnes conditions, est complètement exempte de dangers.

Les vaccinations de bras à bras doivent être abandonnées; on ne doit pas non plus faire usage, ni de lymphe conservée, ni de pulpe desséchée.

En temps d'épidémie variolique, il faut soumettre à la revaccination toutes les personnes chez lesquelles les inoculations antérieures seraient restées stériles.

Mode opératoire. — Les tubes de pulpe glycérinée doivent être conservés dans un endroit frais, à l'abri de la lumière. Ils devront être utilisés aussitôt que possible, le vaccin étant d'autant plus actif, qu'il est plus fraîchement récolté ; il y a intérêt à ce que la pulpe, au moment de son utilisation, provienne d'une récolte ne datant pas de plus de quinze jours.

Les personnes désignées pour être vaccinées devront, immédiatement avant l'opération, avoir lavé soigneusement leurs bras. L'opérateur devra aussi faire laver de nouveau la région à inoculer avec de l'eau bouillie chaude.

On ne devra jamais employer un liquide antiseptique pour ce lavage. Les inoculations devront être pratiquées au-dessous de la saillie du muscle deltoïde ; le choix de cette région offre l'avantage de mettre les points inoculés à l'abri de la pression et du frottement des vêtements.

Avant de procéder à la vaccination on versera la pulpe glycérinée dans un verre de montre flambé, et complètement refroidi.

Pour vacciner on fera usage de la plume, dite vaccinostyle, du Médecin principal de l'armée Mareschal. Ces instruments seront stérilisés à la flamme d'alcool

ou à l'eau bouillante additionnée de Borate de soude
(Borate de soude 2 grammes : eau 100 grammes) pour
empêcher l'oxydation, ou à l'étuve.

Nous estimons préférable la désinfection par l'étuve,
car les plumes ne sont pas détériorées comme par le

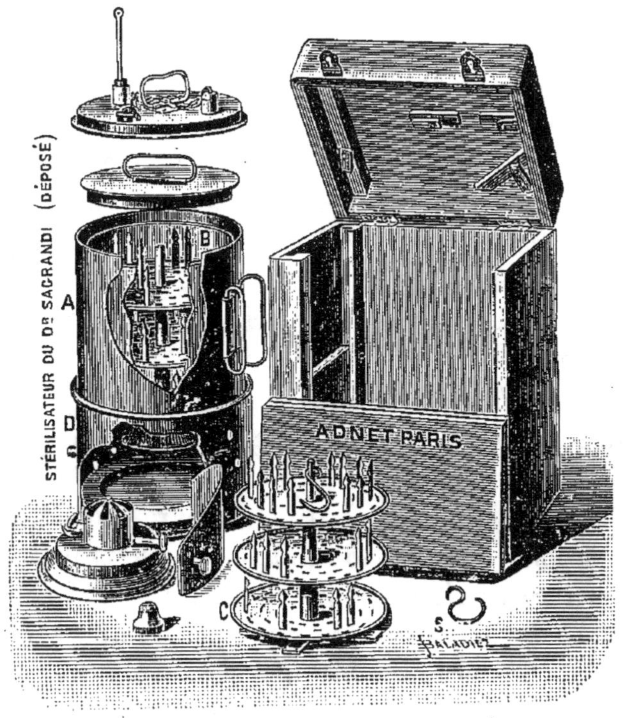

Fig. 31

flambage, elles peuvent en outre être rangées en ordre,
dans un récipient et prises une à une, au moment de
l'opération sans que l'on s'expose à souiller par le toucher la pointe qui portera le vaccin dans le derme.

En pensant aux établissements assez nombreux qu'il
est difficile de pourvoir d'une étuve et aux camarades
obligés d'opérer en Algérie, en Tunisie et aux Colonies,
nous avons été amené à songer à la confection d'un

petit appareil stérilisateur, facilement transportable, agencé spécialement pour la désinfection par l'ébullition et l'air chaud, en plein air si l'on veut, avec un dispositf très simple permettant de fixer les plumes. (Stérilisateur du Dr Sagrandi ; déposé : maison Adnet, Paris).

L'inoculation devra être faite de préférence par piqûres : la pointe de l'instrument chargée de vaccin est insérée obliquement dans l'épaisseur du derme ; l'opérateur relève légèrement la main de manière à soulever la lèvre supérieure de la petite plaie et à créer un vide dans lequel la pulpe vaccinale puisse pénétrer, puis il retire l'instrument.

La visite des personnes vaccinées devra se faire le huitième jour après l'opération.

3° *Varicelle*. — La varicelle ou petite vérole volante est une fièvre éruptive, contagieuse, épidémique, très bénigne et tout à fait distincte de la varioloïde.

Cette affection débute par de la fièvre et de la courbature ; le lendemain on aperçoit déjà sur la peau de petites taches roses, qui, vingt-quatre heures après, soulèvent l'épiderme, sous forme de vésicules remplies d'un liquide clair. L'éruption débute et se propage en même temps au visage et au corps ; le troisième jour les vésicules se transforment en pustules contenant un liquide purulent. Il faut donc trois jours à la vésicule de la varicelle pour accomplir son évolution tandis qu'il en faut huit à celle de la variole.

Le traitement de la varicelle consiste en quelques soins hygiéniques ; légers purgatifs, régime lacté. Il faut prescrire un grand bain, quand la maladie est terminée. La varicelle étant contagieuse le malade doit être isolé.

4° *Scarlatine*. — La scarlatine débute par de la fièvre

assez forte, des frissons, une grande fréquence du pouls, de la céphalalgie et de l'angine, qui est le symptôme prépondérant. Les amygdales sont tuméfiées et d'un rouge foncé. L'appareil respiratoire reste indemne, contrairement à ce qui arrive au début de la rougeole.

L'éruption débute par le cou et la poitrine, elle est formée de larges taches non saillantes, de couleur vineuse : elle s'étend petit à petit au visage qui devient bouffi et tuméfié. Cette éruption dure de cinq à six jours.

La desquamation commence aussitôt après : on peut enlever des plaques épidermiques de plusieurs centimètres.

Des complications graves peuvent survenir dans la scarlatine.

L'angine peut devenir membraneuse et avoir de la ressemblance avec l'angine diphtérique : de fausses membranes tapissent l'arrière-gorge, les ganglions sont engorgés.

Il arrive aussi que les formes graves sont compliquées d'angine diphtérique et se terminent le plus souvent par la mort.

La scarlatine a une prédilection pour les reins.

La moitié des gens atteints ont de l'albuminurie, dès les premiers jours de la maladie, avec de l'œdème aux paupières et de la bouffissure au visage.

Cette affection est épidémique et contagieuse pendant la période de desquamation.

Le traitement consiste en des soins hygiéniques ; le régime lacté doit être prescrit exclusivement pendant la maladie et continué deux ou trois semaines après la guérison.

L'angine sera traitée par des irrigations avec 50 grammes de liqueur de Labarraque pour un litre d'eau bouillie. A ce lavage on peut adjoindre des badigeons de la gorge avec le topique suivant : camphre et menthol, de chaque 10 grammes.

Le traitement prophylactique consiste à isoler les malades ; à leur donner, au moment de la desquamation des grands bains ; à désinfecter les effets, les literies et les locaux.

5° *Rougeole*. — La rougeole débute par une élévation de la température, un malaise général, de la toux, du larmoiement et du coryza.

L'éruption apparaît vers le cinquième ou sixième jour ; ce sont de petites saillies rouges : elles commencent par la face, autour des lèvres, au front, elle envahit ensuite le cou, le tronc et les membres.

Pendant cette période les catarrhes arrivent à maturité : la toux est moins sèche et les crachats plus épais.

Vers le huitième jour de la maladie, la fièvre tombe, l'éruption tend à disparaître en commençant par le visage ; la desquamation prend sur la peau un aspect furfuracé.

La rougeole a une prédilection pour l'appareil respiratoire.

La laryngite peut devenir une complication redoutable.

La bronchite capillaire, la broncho-pneumonie, non seulement peuvent survenir au cours de la maladie, mais aussi peuvent apparaître avant l'éruption ; on dirait alors que toute la poussée de la maladie se fait vers les bronches, l'éruption vers la peau étant nulle ou fort retardée. La caractéristique de cette bronchite capillaire est la production de pus ; l'expectoration est très purulente. Ces complications sont d'autant plus redoutables qu'elles sont souvent associées à d'autres infections, telles que la diphtérie et la tuberculose.

La rougeole peut déterminer des complications aux yeux et aux oreilles.

L'affection étant fort contagieuse, il faudra user pour les rubéoliques des procédés sérieux d'isolement et de désinfection recommandés pour toutes les maladies contagieuses.

Le traitement consiste en soins hygiéniques. Il est mauvais de surcharger les malades de couvertures et de chercher à provoquer les sueurs, comme le veut un préjugé populaire, mais la température doit être maintenue à un degré convenable dans la chambre des malades. On prescrira des boissons tièdes, des potions calmantes contre la toux :

                Sirop de morphine ; sirop de codéine ââ . .   30 gr.
                Eau de laurier cerise . . . .   10 »
                Infusion de tilleul. . . . .   80 »
        Une cuillerée à bouché toutes les deux heures. Régime lacté

La convalescence sera surveillée avec soin, principalement au point de vue des complications des bronches. Si les malades ont été anémiés, on leur prescrira (glycérophosphate de fer... 0,20 centigrammes dans un cachet, à prendre avant le repas du matin ; et à la fin du repas, dans de l'eau vineuse, une cuillerée à café de teinture de kola, teinture de coca, de chaque... 50 grammes).

CHAPITRE XXX (1)

FIÈVRE TYPHOÏDE. — ERYSIPÈLE DE LA FACE. — OREILLONS. — GRIPPE OU INFLUENZA. — PALUDISME. (ACCÈS PERNICIEUX).

1° *Fièvre typhoïde.* — Habituellement, l'invasion de la fièvre typhoïde est précédée d'une période qui dure plusieurs jours, une semaine, deux semaines ; période sans fièvre pendant laquelle le sujet se plaint d'une lassitude avec douleurs musculaires et inappétence, et parfois des saignements de nez. Puis la fièvre commence, accompagnée de maux de tête, et d'insomnie, la langue est pâteuse ; la diarrhée survient. La fièvre est continue, mais la température du soir est plus élevée que celle du matin.

Au bout de sept à huit jours, la maladie entre dans sa deuxième période, appelée période d'état ; la température toujours élevée ne varie presque plus. C'est à ce moment qu'apparaissent sur le ventre les taches rosées : c'est une éruption discrète, qui parfois se limite à deux ou trois taches. Le malade est plongé dans la somnolence, tous les troubles de l'appareil digestif s'accen-

---

(1) *Path. Int.* de DIEULAFOY. De LAVERAN et TEISSIER. *Médecine militaire* A. COUSTAN.

tuent, et presque toujours la bronchite entre en jeu.

Du cinquième au vingtième jour le malade entre dans la période de déclin.

La température baisse, mais elle est toujours plus élevée le soir que le matin, les symptômes diminuent graduellement d'intensité, le sommeil remplace l'insomnie : le malade n'est plus abattu, il entre petit à petit en convalescence.

Les principales complications qui peuvent survenir au cours d'une fièvre typhoïde sont les hémorragies intestinales et la péritonite, consécutives à la perforation intestinale, qui, elle-même, est le résultat des altérations caractéristiques de la fièvre typhoïde, qui portent sur l'intestin grêle.

Ces accidents se traduisent, dans la très grande majorité des cas, par une chute brusque de la température, qui de 39° degrés, par exemple, descend tout d'un coup à 36° et au-dessous.

Les complications pulmonaires sont fréquentes, elles se traduisent par la bronchite aiguë, la congestion pulmonaire et la pneumonie.

Au moment de la convalescence on observe souvent une tendance aux suppurations, qui se traduit par une succession de furoncles et d'abcès.

C'est un bacille qui est l'agent spécifique de la fièvre typhoïde ; on le trouve principalement dans les matières fécales et les urines des typhiques. Le bacille peut aussi exister dans les selles d'individus bien portants, vivre à l'état latent, et devenir, à un moment donné, sous l'influence de certaines causes, comme la fatigue et le surmenage, un agent pathogène.

Nous avons vu dans le chapitre XV le rôle que jouent l'eau et l'air pour la propagation de cette maladie, et le danger que font courir aux habitants d'une même maison, les linges imprégnés de matières fécales provenant de typhiques.

Des expériences de Chantemesse et Widal laissent espérer que le sérum des animaux vaccinés par les produits solubles des cultures de bacilles typhiques (bacilles d'Eberth) constituera prochainement le traitement préventif ou curatif de la fièvre typhoïde.

Actuellement, le traitement par excellence de la fièvre typhoïde est le bain froid, que l'on prépare à 24 degrés centigrades ; on y met le malade, et on ajoute progressivement une assez grande quantité d'eau froide pour abaisser la température du bain à 22 degrés ; le malade doit y rester de 12 à 15 minutes. Pendant la durée du bain on tient sur sa tête des compresses d'eau froide.

Au sortir du bain, il est placé tout ruisselant dans une couverture de coton, on lui fait boire une légère infusion de thé chaud, contenant une cuillerée à café de cognac.

On peut donner un bain toutes les quatre heures, le nombre de bains est proportionné à l'état du malade, et à l'élévation de la température. Une autre indication doit seconder le traitement par les bains froids ; il faut faire boire beaucoup de lait aux malades : sous l'influence de ce double traitement, les reins fonctionnent bien, cela permet au poison secrété par les bacilles d'être éliminé ; en général les grands accidents sont, de la sorte, écartés.

Les purgatifs salins, ou le calomel, sont indiqués au début de la maladie seulement.

On combat les hémorragies intestinales au moyen de la potion suivante, administrée par cuillerées (eau bouillie 120 grammes, sirop de ratanhia 30 grammes, eau de Rabel 3 grammes) ou bien des injections hypodermiques d'ergotine (ergotine 2 grammes, glycérine et eau stérilisée 5 grammes de chaque ; le contenu de la seringue, c'est-à-dire un centimètre cube = 0, gr. 20 d'ergotine).

On recommande le repos le plus absolu et on immobilise le ventre avec un enveloppement ouaté.

La fièvre typhoïde étant épidémique et contagieuse, il y a lieu d'isoler le malade ; les matières fécales et les urines seront toujours reçues dans un vase contenant de la solution au bichlorure de mercure au 1 0/00. Les linges seront soumis à l'ébullition, puis plongés dans une solution phéniquée 3 0/00, avant d'être lessivés.

Après la guérison du malade la literie et le local seront désinfectés.

2° *Erysipèle de la face.* — L'érysipèle de la face est une maladie infectieuse, produite par un micro-organisme, appelé streptocoque ; il s'annonce habituellement par du malaise général, des frissons, des maux de tête, des vomissements, et une fièvre de 39 à 40 degrés.

L'érysipèle apparaît sous forme d'une plaque rouge et sensible : il prend naissance autour de vésicules d'eczéma ou d'herpés, au niveau d'excoriations du nez ou des lèvres. Dans le cas ou la peau est intacte il y a eu d'abord une angine ou un coryza, et l'érysipèle de la muqueuse s'est propagé à la peau.

La plaque erysipélateuse devient rouge, luisante, douloureuse, elle marche plus ou moins vite, et en progressant, elle s'éteint sur les parties primitivement envahies.

Dans quelques cas l'épiderme se soulève et il se forme des phlyctènes dont le liquide devient purulent ; plus tard ces phlyctènes se dessèchent et se recouvrent de croûtes jaunâtres.

La maladie dure environ huit jours, la fièvre est forte, principalement le soir, et elle est accompagnée de désordres gastriques.

L'erysipèle de la face peut envahir le pharynx, le larynx, les bronches et les poumons : ces complications sont graves.

Cette affection est contagieuse et épidémique ; les doigts, les linges, les objets de toute sorte, l'air, peuvent servir de véhicule au streptocoque, qui peut devenir pathogène sous l'influence de certaines causes.

Le traitement consiste en mesures hygiéniques, telles que isolement et désinfection, et en certaines médications dirigées contre les principaux symptômes ; l'embarras gastrique est traité par le purgatif salin et la diète lactée : le délire par les potions calmantes ; l'adynamie, ou faiblesse générale, par le quinquina et le vin de champagne.

Le pansement boriqué tiède, appliqué sur les plaques d'érysipèle, renouvelé fréquemment, n'arrête pas la marche de la maladie, mais diminue la suppuration et produit au malade un certain soulagement.

La médication spécifique est le sérum antistreptococcique de Marmorek ; 15 à 20 grammes, en injection hypodermique avec la seringue de Roux (Institut Pasteur). Par ce traitement le chiffre de la mortalité est abaissé de la moitié, et les symptômes généraux et locaux, dans bien des cas, sont arrêtés net dans leur évolution.

3° *Oreillons.* — Les oreillons sont caractérisés par une fluxion des glandes parotides (la glande parotide est située en avant de l'oreille) : la fluxion débute par un coté et ne tarde pas à envahir le coté opposé.

Les symptômes locaux sont la douleur très vive, la tuméfaction qui envahit les régions voisines et défigure le malade.

Les symptômes généraux qui surviennent en même temps sont la fièvre, qui devient très intense, et s'accompagne de frissons, la céphalalgie, la courbature, l'inappétence et l'insomnie.

La maladie décroît vers le quatrième jour et la guérison survient du sixième au huitième jour.

Les exemples de contagion sont nombreux, il faut donc isoler les malades autant que possible.

Le traitement est simple. Repos, purgatif salin, régime lacté : onctions sur la région parotidienne soit avec : vaseline 40 grammes — et gaiacol 4 grammes, soit avec : ongent mercuriel et vaseline de chaque 20 grammes et extrait de belladone 0,50 centigrammes. (Recouvrir de coton ordinaire).

4° *Grippe ou influenza.* — La grippe ou influenza est une maladie épidémique, contagieuse, qui intéresse surtout l'appareil respiratoire. Son début est presque toujours brusque, l'individu est frappé en pleine santé d'une violente céphalalgie, de courbature générale, de frissons, de toux.

Suivant les épidémies, et suivant les individus, ce sont tantôt les symptômes bronchiques, et tantôt les symptômes digestifs, tels que nausées, vomissements, qui dominent la scène.

Les complications broncho-pulmonaires sont fréquentes et entrent pour une large part dans la mortalité de la grippe.

La prédominance des troubles intestinaux est caractérisée par une diarrhée intense et de l'ictère.

L'otite grippale est très fréquente ; c'est l'otite moyenne, c'est-à-dire l'inflammation de la trompe d'Eustache, qui se termine souvent par la perforation du tympan.

La contagiosité de la grippe est certaine ; le microbe

de cette maladie a été découvert, en 1892, par Pfeiffer, on le trouve en abondance dans les crachats.

En temps d'épidémie il est impossible d'isoler les malades. Il faut surtout songer à désinfecter les mouchoirs et les crachoirs.

On traitera les symptômes bronchiques comme la bronchite aiguë, et les troubles digestifs comme l'embarras gastrique.

5° *Paludisme (accès pernicieux)*. — Le parasite du paludisme a été découvert, en 1880, par Laveran, médecin militaire français.

Cette maladie n'est pas contagieuse ; les marais, les lieux chauds et humides, les marais salants, les grands mouvements de terre que nécessitent les canalisations, les constructions, sont autant de milieux favorables au développement de l'agent pathogène.

L'usage d'une eau marécageuse comme boisson, peut déterminer la maladie.

Il est également démontré aujourd'hui que les moustiques inoculent le parasite par leurs piqûres.

Les principales manifestations fébriles du paludisme sont : la fièvre intermittente, la fièvre remittente, et la fièvre pernicieuse.

La fièvre intermittente est la manifestation la plus habituelle ; elle vient par accès, l'accès régulier se compose de trois stades : stade de frisson, de chaleur et de sueur.

La fièvre rémittente est une fièvre continue, dont les paroxysmes sont plus ou moins accentués et dont les rémissions n'arrivent jamais à l'apyrexie complète, qui crée l'intermittence.

La fièvre pernicieuse met la vie du malade en danger en quelques heures.

Le malade a un accès caractérisé par la perte de connaissance et de la sensibilité, par des évacuations involontaires, et l'immobilité de la pupille ; d'autres fois l'accès est accompagné de convulsions ou de refroidissement, et dans ce cas la peau devient livide et glaciale ; des sueurs froides et visqueuses apparaissent, le pouls est petit et fréquent.

Les accès pernicieux peuvent durer quelques heures, une journée : ils disparaissent parfois sans laisser de traces ; dans d'autres cas, ils sont accompagnés de paralysie.

Le quinquina et la quinine constituent le traitement spécifique du paludisme.

Il faut prescrire d'abord un purgatif salin, pris dans la soirée ou le lendemain, et le plus loin possible de l'accès, 0 gr. 75 ou 1 gramme de chlorhydrate neutre de quinine, en un cachet, ou dissous dans de l'eau bouillie.

Dans la fièvre rémittente la dose sera prise au moment de la rémission.

En cas de fièvre pernicieuse on administrera une forte dose (2 à 3 grammes) en plein accès, sous forme d'injection hypodermique (chlorhydrate neutre de quinine, 5 grammes : eau stérilisée 10 centimètres cubes). Une injection c'est-à-dire un centimètre cube = 0 gr. 50 centigrammes de quinine.

La fièvre pernicieuse simule bien le coup de chaleur ; dans le cas d'hésitation, si on se trouve dans une contrée fiévreuse, on doit de suite administrer la quinine.

Il est nécessaire, dans un pays fiévreux, de prescrire certaines mesures prophylactiques ; nourriture reconfortante, eau bouillie, mélangée avec du thé ; suppression des alcools : recommandation de ne pas sortir, autant que possible, après le coucher du soleil, suivre un traitement préventif : 0 gr. 50 centigrammes de chlorhydrate de quinine tous les cinq jours ; faire usage, si cela est nécessaire, d'une moustiquaire.

CHAPITRE XXXI (1).

GALE — PELADE — TEIGNE FAVEUSE — PHTIRIASE

I *Gale*. — On donne le nom de gale à l'ensemble des lésions cutanées que provoque chez l'homme un animalcule parasite de la famille des sarcoptes « l'acarus scabiei ».

L'acarus est un petit animal ovoïde ; le mâle a environ 20 centièmes de millimètre de long, et la femelle 30 centièmes de millimètre.

La femelle ne pond que sous l'épiderme ; elle se creuse donc une galerie et en raison de la disposition de certaines épines du dos, elle ne peut reculer ; elle est forcée de progresser constamment. A mesure qu'elle avance elle dépose ses œufs dans le sillon qu'elle creuse et au fond duquel elle finit par mourir.

Ces galeries ou sillons constituent le caractère pathognomique de la gale.

Les mâles, et les larves écloses, se promènent à la surface des téguments, les perforent pour vivre, et il en résulte des éruptions boutonneuses.

Les malades sont tourmentés par un prurit des plus

---

(1) *Maladies de la peau*, L. Brocq.

intenses, survenant surtout le soir, dès qu'ils sont couchés, et le matin, un peu avant qu'ils ne se lèvent.

Les sillons se trouvent groupés aux mains, à la face antérieure et interne des poignets, aux espaces interdigitaux, aux plis des coudes, à la face latérale des doigts, à la partie antérieure des aisselles, aux mamelons, et aux organes génitaux.

Outre les sillons, il y a des vésicules, des pustules et des traces de grattage.

La gale est une affection éminemment contagieuse, et qui se transmet, soit par le contact direct d'un individu malade, soit par l'intermédiaire d'un objet contaminé.

Le traitement curatif rationnel de la gale comprend trois indications principales : 1° détruire le parasite, cause de la maladie, et pour cela le soufre doit être considéré comme l'agent parasiticide par excellence ; 2° prévenir les récidives par la désinfection des vêtements ; 3° guérir les lésions cutanées.

Le traitement classique de l'hôpital Saint-Louis, dit, « frotte de la gale » inauguré par Bazin, modifié par Hardy, est le suivant :

1° On fait d'abord subir au malade, complètement nu, une friction rude, de vingt minutes à une demi-heure de durée, avec du savon noir et de l'eau tiède.

2° On lui fait prendre ensuite, un bain tiède, d'une demi-heure à une heure, pendant lequel il se frictionne et se savonne encore. Ces deux premières opérations ont pour but de nettoyer les téguments, de ramollir l'épiderme, et de déchirer les sillons, dans lesquels sont contenus les œufs, les larves, et les animaux.

3° Pour arriver plus sûrement à ce résultat, on peut lui faire ensuite une friction avec un linge rude.

4° Enfin on le frictionne pendant vingt minutes sur

tout le corps avec la pommade d'Helmerich dont voici
la formule :

    Soufre sublimé lavé . . . . 10 gr.
    Carbonate de potasse . . . . 5 »
    Eau distillée. . . . . - . . . 5 »
    Huile d'amande douce . . . . , . . . 5 »
    Axonge. . . . . 35 »
        Mêlez.

Le malade doit garder cette pommade en contact permanent avec les téguments, pendant vingt quatre heures
consécutives au moins ; on lui donne un peu de cette
pommade qu'il applique, le soir en se couchant, sur les
points les plus atteints.

Le lendemain il prend un grand bain d'amidon dans
lequel il enlève tout vestige de cette pommade soufrée.

Au sortir du bain il enduit les parties endommagées
de vaseline boriquée ou de la pommade suivante : vaseline 10 grammes avec oxyde de zinc 1 gramme.

Pendant qu'on applique le traitement au malade on
soumet tous ses vêtements et sa literie à la désinfection.

II° *Pelade.* — On désigne sous le nom de pelade, une
affection caractérisée par une alopécie à marche rapide,
le plus souvent circonscrite sous forme de plaques ar-
rondies ou ovalaires, plus ou moins larges et nombreuses, mais pouvant parfois déterminer une chute
totale, ou presque totale, des cheveux et des poils des
autres régions velues du corps.

Les parties dénudées sont blanches, lisses, absolument glabres, parfois comme déprimées et décolorées.
Dans certains cas, le malade éprouve d'abord quelques
démangeaisons, puis les cheveux deviennent ternes,
secs, décolorés ; ils s'amincissent, leur bulbe s'atrophie,
ils tombent dès lors, soit spontanément, soit sous l'influence de la moindre traction.

La pelade est une affection contagieuse ; elle a été rangée parmi les affections contagieuses et parasitaires du cuir chevelu.

Certains auteurs croient, d'après leurs observations, que plusieurs formes peladiques ne sont pas contagieuses, mais semblent se développer, à l'occasion de circonstances pouvant agir sur le système nerveux, et que dans ces cas les poils n'ont pas les caractères du poil lésé par un parasite, mais plutôt les caractères d'un poil atrophié et atrepsié, la maladie agissant sur la nutrition du poil, soit par l'intermédiaire du système vasculaire, soit par l'intermédiaire du système nerveux.

Dans quelques cas, en effet, on ne trouve pas trace de contamination ; mais il est des cas très nombreux dans lesquels les peladiques ont pris leur affection d'autres individus, atteints de pelade, et dans lesquels on voit se former de véritables foyers d'infection dans les centres d'agglomération.

On ne doit donc pas faire de différence et traiter tous les cas de pelade de la même façon.

Tous les objets qui auront été en contact avec les parties malades seront désinfectés.

Les malades seront isolés, le traitement local est le suivant : il faut empêcher l'extension de la maladie et pour cela circonscrire les plaques, c'est-à-dire couper les cheveux ras, puis raser ou même épiler un ou deux centimètres autour des plaques : s'il y en a plusieurs, il est préférable de raser tout le cuir chevelu.

On commence par laver la tête à l'eau chaude, et au savon, puis on applique sur les plaques des subtances irritantes, telles que teinture d'iode, ammoniaque, collodion iodé.

Il faut que l'épiderme soit soulevé et enlevé.

Ensuite tous les matins laver la tête, et appliquer sur

les plaques un petit pansement au sublimé (glycérine...
50 grammes et bichlorure de mercure 1 décigramme) ;
si les plaques sont nombreuses, les frictionner, deux
fois par jour, avec cette glycérine bichlorurée.

Si le malade est de constitution faible, et de tempéra-
ment lymphatique, il est utile de prescrire des forti-
fiants, tels que le fer et le quinquina.

III° *Teigne faveuse*. — On donne le nom de teigne
faveuse ou favus à l'ensemble des lésions cutanées produites par un champignon parasite de l'homme et des
animaux. Ce champignon se développe sous les couches
supérieures de l'épiderme, autour du poil, sous la forme
d'un petit point jaune.

Au début la maladie s'annonce par des rougeurs, puis
une éruption pustuleuse jaunâtre, isolée d'abord.

Peu à peu les godets se forment autour des cheveux et
se rapprochent les uns des autres. Dès ce moment les
poils sont altérés, ils deviennent ternes et décolorés et se
détachent avec facilité.

Mais la papille pileuse n'est pas encore détruite, elle
secrète un poil qui est irrégulier, contourné, frisottant,
tout-à-fait caractéristique du favus.

Peu à peu la papille pileuse est détruite, il en résulte
une alopécie définitive : le champignon ne trouvant
plus les éléments nécessaires à son développement disparaît.

La teigne faveuse étant une maladie contagieuse, il
faut isoler le malade et désinfecter tout ce qu'il aura
touché.

Presque toujours l'état général doit être surveillé et
modifié (fer, quiquina, huile de foie de morue); le
champignon de cette maladie se développe plus facilement chez les scrofuleux et débilités.

Pour appliquer le traitement local, il faut d'abord

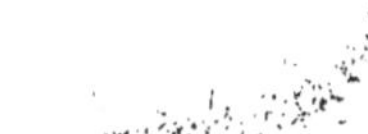

netloyer la tête du malade ; pour cela on coupe les cheveux ras avec des ciseaux qu'on ne négligera pas de flamber aussitôt après : on ramollit les croûtes avec de l'huile phéniquée (acide phénique — 3 grammes et huile d'olive 100 grammes), et on fait des savonnages. La région malade est épilée ; on peut rendre l'épilation moins douloureuse, en faisant sur les plaques des pulvérisations d'éther ou de chlorure de méthyle (les cheveux enlevés doivent être brûlés). Après épilation, appliquer tous les soirs, sur le cuir chevelu, des préparations antiseptiques.

```
Acide salicylique, résorcine . . . . . .   ââ    3 gr.
Soufre précipité . . . . . . . . . . . .        10  »
Huile de cade . . . . . . . . . . . . .          2  »
Vaseline, lanoline. . . . . . . . . .     ââ    45  »
        Mélez. Usage externe.
```

Tous les matins lavage à l'eau chaude et au savon, puis avec une solution de sublimé au 1/1000ᵉ.

L'épilation sera renouvelée tant que les plaques resteront rouges.

Si le traitement a été commencé à temps, c'est-à-dire avant que la papille pileuse soit détruite, au bout de quatre à six semaines les cheveux commencent à repousser, la maladie diminue peu à peu d'étendue, on limite donc également de plus en plus les épilations.

La guérison est obtenue au bout de dix à vingt mois.

Cette affection étant très longue à guérir nécessite la réforme des militaires qui en sont atteints.

IV° *Phtiriase.* — On donne le nom de phtiriase à l'ensemble des lésions certaines produites par les poux, parasites de l'homme, qui se développent avec la plus grande rapidité chez certains sujets, en particulier chez les cachectiques, les débilités pendant les longues mala-

16.

dies. C'est la maladie de la misère, de l'incurie, de la malpropreté et de la déchéance organique.

On en distingue trois variétés : le poux de la tête, du pubis, et du corps.

Ces trois sortes de parasites pouvant se trouver à la fois sur le même individu, il y aura lieu de prescrire le traitement local suivant : cheveux coupés ras, lotion savonneuse de la tête ; bain savonneux, suivi d'un bain sulfureux, ou bien d'un bain de sublimé.

Au sortir du bain on frictionne le cuir chevelu et toutes les parties du corps avec la solution suivante : Sublimé corrosif... 1 gramme, alcool... 100 grammes, eau distillée et bouillie... 300 grammes.

Après ce traitement vêtir le malade avec du linge et des effets propres ; ceux qu'il a quittés doivent être immédiatement désinfectés.

Pour plus de sûreté le traitement doit être recommencé le lendemain de la même façon.

S'il n'est pas possible de donner des bains, on fera des lotions chaudes et on insistera davantage sur les frictions avec la solution bichlorurée.

CHAPITRE XXXII

Signes et principales abréviations.

ââ veut dire : de chaque.   **M** : Mélez.
U, E = usage externe.   **Q. V.** = à volonté.

Aconit. — Sédatif nerveux, indiqué dans les affections où sont associées la douleur et la congestion.

Teinture de racines d'aconit, vingt à trente goutles
dans une potion à prendre par cuillerées à soupe toutes
les heures.

Airol. — Poudre inodore, couleur foncée, antiseptique : même usage et mode d'emploi que l'iodoforme.

Alcool. — A l'extérieur, employé comme antiseptique dans le pansement des plaies, comme excitant en
frictions sur les parties douloureuses ou paralysées. A
l'intérieur, stimulant du système nerveux, tonique, re-
constituant.

(1) *Formulaire thérapeutique,* DEBOVE et GOURIN, et J, et M.
JEANNEL.

Potion alcoolique
- Cognac ou rhum . . . .   50 gr.
- Julep gommeux ou potion gommeuse . . . . .   100 »

M. A prendre par cuillerées à soupe.

Potion de Todd.
- Teinture de canelle. . .   5 gr.
- Rhum . . . .   40 »
- Sirop simple . . . . .   30 »
- Eau distillée . . . . .   70 »

M.

Ammoniaque. — Sur la peau l'ammoniaque est caustique, suivant la durée plus ou moins longue de l'application.

L'inhalation de ses vapeurs irrite la muqueuse respiratoire. L'ammoniaque ingérée en très faible quantité peut provoquer des vomissements.

L'ammoniaque est employée en applications sur la peau pour produire la vésication ou la cautérisation des piqûres venimeuses ; en frictions sous forme de liniments divers, en cas de douleurs rhumatismales, névralgiques.

A l'intérieur quelques gouttes (cinq à vingt) dans l'eau comme stimulant.

Eau sédative . .
- Ammoniaque liquide .   1 gr.
- Alcool camphré . . .   10 »
- Chlorure de sodium. .   60 »
- Eau distillée. . . . .   1 litre

M. U. E.

Liniment ammoniacal . .
- Ammoniaque liquide .   10 gr.
- Huile camphrée . . .   90 »

M. U. E.

ou bien . . . .
- Ammoniaque liquide .   10 gr.
- Chloroforme . . . .   10 »
- Baume de Fioravanti .   100 »

M. U. E.

Ammoniaque (acétate). — Stimulant, dose : 5 à 10 grammes dans une potion.

Antipyrine ou Analgésime. — L'antipyrine est utile dans la migraine, les névralgies, le rhumatisme articulaire aigu : elle a une action antithermique manifeste dans la fièvre typhoïde et dans les autres affections fébriles.

Pour éviter l'intolérance gastrique on peut la donner unie au bicarbonate de soude.

```
Antipyrine. . . . . . . . . . . . .   1 gr.
Bicarbonate de soude. . . . . . . . .   0 gr. 50
   M. en un cachet.
```

En raison de nombreuses incompatibilités, il sera bon de ne jamais la mélanger avec d'autres médicaments.

```
Injection    ( Antipyrine . . . .    5 gr.
hypodermique ( Eau distillée bouillie.   20 cent. cubes
   M.
```

Le contenu de la seringue c'est-à-dire un cent. cube = 0,50 centig. d'antipyrine.

```
Pommade            ( Iodoforme. . . . . . .    1 gr.
contre les brûlures { Acide borique . . . .    5 »
   (Rendu)          ( Antipyrine . . . . . .   5 »
                    ( Vaseline . . . . . . .   50 »
   M. U. E.
```

Apomorphine. — Le chlorhydrate d'apomorphine est prescrit comme vomitif, en solution dans l'eau bouillie, pour injections hypodermiques, à la dose de 1 centigramme.

```
Chlorhydrate d'apomorphine . . .    5 centigrammes
Eau bouillie . . . . . . . . . .    5 cent. cubes
   M.
```

Argent (azotate ou nitrate d'). — A l'extérieur : Employé comme caustique, en solutions plus ou moins concentrées, ou sous forme de crayon.

Les solutions doivent être conservées dans des flacons en verre noir pour éviter la décomposition du nitrate d'argent. Elles doivent être préparées avec de l'eau distillée, l'eau commune contenant des chlorures qui précipiteraient une partie de l'argent.

Collyre $\begin{cases} \text{Nitrate d'argent . . . . } & \text{1 décigramme} \\ \text{Eau distillée et bouillie. . } & \text{10 gr.} \end{cases}$

M. U. E.

Aristol. — Poudre antiseptique, employée comme l'iodoforme.

Atropine. — (Voir Belladone).

Belladone. — Là belladone et son alcaloïde, l'atropine, ont une action sédative sur le système nerveux.

L'atropine instillée dans l'œil produit une dilatation de la pupille.

Collyre $\begin{cases} \text{Sulfate neutre d'atropine . } & \text{5 centigram.} \\ \text{Eau bouillie . . . . . . } & \text{30 gr.} \end{cases}$

M. U. E.

Injection hypodermique $\begin{cases} \text{Sulfate neutre d'atropine . . . . . . } & \text{1 centigram.} \\ \text{Eau bouillie . . . . } & \text{20 gr.} \end{cases}$

M.

Le contenu d'une seringue = 1/2 milligramme d'atropine.

A l'extérieur : *Liniment antinévralgique* $\begin{cases} \text{Teinture de belladone.} \\ \text{Teinture de coca . . .} \end{cases}$ ââ 20 gr.

M. U. E.

ou bien. . . . $\begin{cases} \text{Extrait de belladone. . . } & \text{3 gr.} \\ \text{Vaseline . . . . } & \text{30 »} \end{cases}$

M. U. E.

A l'intérieur *Gastralgie* $\begin{cases} \text{Teinture de belladone . . } & \text{30 gouttes} \\ \text{Eau chloroformée saturée. } \\ \text{Eau de menthe . . . . } \end{cases}$ ââ 60 gr.

M. Une cuillerée à soupe toutes les heures.

Benzoate de soude. — Favorise l'expectoration et diminue les fermentations stomacales : c'est un antiseptique.

$$\left.\begin{array}{c}\textit{Cachet alcalin}\\\textit{Dyspepsie}\end{array}\right\}\left\{\begin{array}{l}\text{Benzoate de soude . . .}\\\text{Bicarbonate de soude .}\end{array}\right\}\text{ àà 0 gr. 50}$$

M.

$$\left.\begin{array}{c}\textit{Sirop}\\\textit{au benzoate}\\\textit{de soude ;}\\\textit{Laryngites ;}\\\textit{trachéo-}\\\textit{bronchites}\end{array}\right\{\begin{array}{l}\text{Benzoate de soude. . . . .   30 gr.}\\\text{Sirop de capillaire . . .}\\\text{Sirop de tolu. . . . .}\end{array}\left.\right\}\text{ àà 150 gr.}$$

M. Trois à cinq cuillerées à bouche dans les vingt-quatre heures.

Benzonaphtol. — Antiseptique interne.

$$\left.\begin{array}{c}\textit{Fermentations}\\\textit{stomacales}\end{array}\right\{\begin{array}{l}\text{Benzonapthol. . . .   0,50 centigr.}\\\text{Charbon . . . .}\\\text{Magnésie calcinée}\end{array}\left.\right\}\text{àà 0,25   »}$$

M. Pour un cachet. En prendre un ou deux après chaque repas.

$$\textit{Diarrhée}\left\{\begin{array}{l}\text{Benzonaphtol . . . .   0 gr. 25}\\\text{Sous-nitrate de ou salicylate de}\\\quad\text{bismuth . . . .   1 gr.}\end{array}\right.$$

M. Pour 1 cachet. Cinq à huit cachets par jour.

Bismuth (sous-azotate de). — A l'intérieur il est employé comme antiseptique, dans les catarrhes de la muqueuse stomocale et intestinale.

Sous-nitrate de bismuth . . . .   1 gr.
Poudre d'opium . . . .   1 centgr.
M. Pour un cachet.
Quatre à six cachets par jour.

$$\text{ou bien}\left\{\begin{array}{l}\text{Sous-nitrate de bismuth . . .   5 gr.}\\\text{Laudanum de Sydenham . . .   30 gouttes}\\\text{Julep gommeux . . . . . . 150 gr.}\end{array}\right.$$

M. Une cuillerée à soupe toutes les heures.

Bismuth (Salicylate de). — Mêmes propriétés que le sous-nitrate, mais plus antiseptique.

Se prescrit à la même dose, en cachets ou en potion.

Borate de soude ou borax. — Antiseptique, peut être pris à l'intérieur, à faible dose comme alcalin.

Bicarbonate de soude.	1 gramme
Borate de soude.	0 gr. 25

M. En un cachet (avant le repas du matin, en cas de dyspepsie).

Collutoire (applications au fond de la gorge) { Borate de soude . . . . . 4 gr. / Glycérine. . . . . . . 20 gr.

M.

Borique (acide). — Antiseptique, peu toxique. Sa solution aqueuse 30/1000 sert surtout à faire des irrigations dans les maladies des yeux, de la bouche, etc.

Solution { Acide borique . . . . 30 gr. / Eau bouillie . . . . 1 litre

M. U. E.

Pommade { Acide borique . . . . 5 gr. / Vaseline. . . . . 40 gr.

M. U. E.

Bromure de potassium. — C'est un sédatif du système nerveux.

Sirop { Bromure de potassium. . . . . . 15 gr. / Sirop simple . . . . 250 gr. / Eau bouillie . . . . 50 gr.

M.

Chaque cuillerée à soupe contient 1 gramme de bromure; en prendre de 1 à 5 cuillerées par jour.

Cade (Huile de) provenant de la distillation du bois

de genévrier employé à l'extérieur contre certaines affections cutanées.

$$\text{Liniment} \left\{ \begin{array}{ll} \text{Huile de cade.} & \text{. . . . . 10 gr.} \\ \text{Lanoline} & \text{. . . . . 50 gr.} \end{array} \right.$$

M. U. E.

Caféine. — Employée dans les maladies du cœur
principalement ; quelquefois aussi contre la migraine et
certaines névralgies.

On la prescrit toujours avec le benzoate de soude.

$$\text{Potion} \left\{ \begin{array}{ll} \text{Caféine . . . .} & \\ \text{Benzoate de soude . . . . .} & \end{array} \right\} \text{ââ} \quad \text{1 gr.} \\ \text{Julep gommeux . . . . 120 gr.}$$

M. Une cuillerée à bouche toutes les deux heures.

$$\begin{array}{l} \textit{Solution} \\ \textit{pour injection} \\ \textit{hypodermique} \end{array} \left\{ \begin{array}{ll} \text{Caféine. . . . .} & \text{2 gr.} \\ \text{Benzoate de soude.} & \text{2 gr. 50} \\ \text{Eau stérilisée . .} & \text{10 centim. cubes} \end{array} \right.$$

M.

Chaque centimètre cube contient 25 centigrammes de caféine et de benzoate ; on peut aller jusqu'à 1 gramme.

Camphre. — A l'extérieur il est employé comme antiseptique sur les plaies, et comme résolutif ou sédatif
pour les contusions et douleurs rhumatismales.

Alcool camphré (1 p. 10) ; eau de vie camphrée (1/40
d'alcool à 60°) ; huile camphrée (1/10).

Cascara sagrada. — Laxatif, indiqué dans les maladies du foie.

$$\begin{array}{l} \text{Poudre de cascara . . . .} \\ \text{Poudre de rhubarbe . . . .} \end{array} \left\} \text{ ââ 0,50 centigr.} \right.$$

Pour un cachet, à prendre le soir avant de se coucher.

Chaux (Eau de). — A l'extérieur elle est employée pour dissoudre les fausses membranes diphtéritiques. Mélangée avec de l'huile, elle forme une masse crémeuse qu'on applique sur les brûlures (liniment oléo-calcaire).

A l'intérieur : anti-acide ; agit contre les fermentations stomacales et intestinales.

Dans une potion gommeuse 30 à 50 grammes d'eau de chaux par jour.

Chloral (Hydrate de). — A l'intérieur c'est un hypnotique et un anti-névralgique à dose faible.

Potion $\left\{\begin{array}{l}\text{Hydrate de chloral . . . . . 2 à 4 gr.}\\\text{Potion gommeuse. . . . . . 120 gr.}\end{array}\right.$

M. A prendre par cuillerées à soupe.

Sirop de chloral 20 à 30 grammes dans une potion.

A l'extérieur il sert comme désinfectant et comme calmant des démangeaisons.

Solution pour lotions $\left\{\begin{array}{l}\text{Hydrate de chloral . . . 5 à 10 gr.}\\\text{Eau bouillie . . . . 1 litre}\end{array}\right.$
M. U. E.

Chloroforme. — Il est employé comme anesthésique en chirurgie.

A l'intérieur on administre l'eau chloroformée pour calmer les vomissements, gastralgies, coliques hépatiques.

Eau chloroformée saturée. . . . . . . $\left.\right\}$ ââ 60 gr.
Eau de menthe. . . . .
M. A prendre par cuillerées à soupe.

Chlorure d'éthyle. — Employé comme anesthésique local pour pratiquer des petites opérations ou calmer des douleurs névralgiques.

Pour obtenir l'effet voulu il faut tenir l'ampoule qui renferme le chlorure d'éthyle à une distance de 20 à 40 centimètres de la région à anesthésier et diriger horizontalement le jet sur cette région, jusqu'à ce qu'elle soit devenue blanche. La partie à anesthésier sera auparavant enduite d'huile, de vaseline ou de glycérine.

Coca. — C'est un sédatif local, un excitant général, toni-nutritif.

Teinture de coca, 5 à 15 grammes : potion gommeuse, 1 grammes. M.

Cocaïne. — Principe actif de la coca. Employée comme anesthésique local, en injections hypodermiques ou en badigeonnage sur les muqueuses.

Solution pour injection hypodermique
{ Chlorhydrate de cocaïne .   0 gr. 10
{ Eau stérilisée . . . . .   10 gr.
M.

Collodion. — Agglutinatif employé pour le pansement des plaies superficielles.

Collodion élastique ou riciné
{ Collodion . . . . . .   150 gr.
{ Huile de ricin. . . .   10 »
M. U. E.

Collodion iodoformé
{ Collodion riciné . . .   20 gr.
{ Iodoforme . . . . .   1 »
M. U. E.

Collodion iodé
{ Collodion élastique . . . .   20 gr.
{ Iode . . . .   1 »
M. U. E.

Dermatol. — Ou sous-gallate de bismuth, poudre jaune, antiseptique.

A l'extérieur poudre Q. V. sur les plaies.

Pommade
{ Dermatol . , ...   5 à 10 gr.
{ Vaseline . . . .   100 gr.
M. U. E.

Diascordium. — Astringent antidiarrhéique, contenant 6 milligrammes d'opium par gramme.

Diascordium . . . . { àà   0,25 centigr.
Salycilate de bismuth . . . . . }

M. Pour un cachet en prendre 3 à 4 dans la journée.

Eau blanche. — Voir plomb (sous-acétate de plomb).

Eau de Rabel. — Acide sulfurique alcoolisé, dose 1 à 2 grammes, (hémorragies internes.)

Eau de Pagliari. — Eau hémostatique ; c'est une solution saturée d'alun, aromatisée au benjoin : elle coagule le sang.

Benjoin . . . . 1 gr.
Alun cristallisé . . . . 2 »
Eau bouillie. . . . . 20 »

M. U. E.

Eau albumineuse. — Blancs d'œufs, 4 : eau distillée, un litre (battre les blancs d'œufs avec leur volume d'eau, ajouter le reste de l'eau).

Eau de fleur d'oranger. — Antispasmodique. Véhicule agréable dans certaines potions : dose de 5 à 30 grammes.

Eau de laurier-cerise. — Calmant, 2 à 10 grammes dans une potion.

Sirop de laurier-cerise, 10 à 30 grammes (le principe actif est l'acide cyanhydrique).

Elixir parégorique. — Voir Opium.

Emétique. — Ou tartre stibié, est employé comme vomitif dans le cas d'embarras gastrique. Il est prudent de ne pas l'administrer aux malades affaiblis.

Poudre vomitive { Tartre stibié . . . .   3 centigr.
                  { Poudre d'ipéca . . .   1 gr. 50

M. Diviser en 3 paquets. Prendre un paquet toutes les dix minutes dans un peu d'eau tiède.

Ergotine. — Ou extrait d'ergot de seigle ; c'est un hémostatique interne (Hémoptysies, hémorragie intestinale, etc...)

<pre>
Potion { Ergotine . . . .   2 gr.
        { Potion gommeuse . . . .   120 »
</pre>
M. A prendre par cuillerées à bouche.

<pre>
   Solution   (Ergotine . . . .   2 gr.
pour injection { Glycérine. . . . . . } àà 5 »
 hypodermique   (Eau stérillisée . . . .)
</pre>
M. Un centimètre cube = 0,20 centigr. d'ergotine.

Ether. — Localement, sur la peau, l'éther, en s'évaporant, provoque une sensation de froid intense et produit l'insensibilité.

En inhalations il détermine l'anesthésie générale. De trop fortes doses peuvent donner la mort. Injecté par voie hypodermique c'est un stimulant, très employé dans le cas de syncope, survenant après des hémorragies abondantes, ou dans les états d'adynamie, au cours de maladies aiguës, pneumonie, fièvre typhoïde, variole, etc.

Il est aussi administré à l'intérieur comme antispasmodique et analgésique dans les gastralgies, vomissements nerveux, coliques hépatiques.

A l'intérieur on peut administrer cinq à vingt gouttes sur du sucre ou dans de l'eau sucrée.

Perles d'éther (chacune contient quatre à cinq gouttes) 2 à 8 perles par jour.

Sirop d'éther (2 gr. d'éther p. 100) une à quatre cuillerées à soupe par jour.

Injections hypodermiques d'éther : une à deux seringues de Pravaz en une fois. Quatre à cinq en vingt-quatre heures.

Fer. — Le fer est le médicament de l'anémie consécutive à des pertes de sang ou des maladies graves. Il est contre-indiqué dans les affections fébriles et chez les malades atteints d'affections cardiaques.

Perchlorure de fer. — Employé comme hémostatique interne (dix à vingt gouttes dans une potion gommeuse) et externe (solution 1 p. 10).

Peroxyde de fer (Hydrate de). — Est compris dans l'antidote multiple de Jeannel (empoisonnements).

Fer réduit ou limaille de fer : cinq à trente centig. en cachets.

ou bien { Fer réduit . . . . 0 gr. 05
{ Poudre de quinquina . . . } ââ 0 gr. 25
{ Poudre de canelle . . . . }

M. Pour un cachet. Un cachet à chaque repas.

Sous-carbonate de fer.

Sous-carbonate de fer . . . . } ââ 0 gr 20
Poudre de rhubarbe. . . . . }

M. Pour un cachet. Un cachet à chaque repas.

Iodure de fer. — Le sirop d'iodure de fer contient 0,10 centig. de fer par cuillerée à soupe; une à cinq cuillerées par jour.

Glycérophosphate de fer. — 0,20 centigr. en un cachet, à prendre avant l'un des deux repas.

Gélatine. — Solution gélatineuse hémostatique.

{ Gélatine. . . . . 50 gr.
{ Chlorure de sodium ou chlorure de calcium. 10 »
{ Eau bouillie . . . . 1 litre

M. U. E.

Fougère (mâle). — Est donnée pour le tœnia; on fait suivre son administration de celle d'un purgatif (calomel, scammonée).

Dose de : 2 à 8 grammes d'extrait éthéré de fougère mâle en capsules.

Gaiacol. — Il est surtout employé à l'extérieur comme analgésique dans quelques affections douloureuses, angines, névralgies, etc., et dans le cas de petites interventions chirurgicales.

Mixture ⎰ Gaiacol cristallisé . . . . . ⎱ ãã   5 gr.
        ⎱ Glycérine anhydre . . . . . ⎰

M.

En badigeonnage, deux à quatre fois par jour, dans les angines aiguës, les douleurs névralgiques et rhumatismales.

Teinture d'iode ⎰ Teinture d'iode . . . . .   25 gr.
    gaiacolée   ⎱ Gaiacol cristallisé . . . .   3 »

M. U. E.

Deux ou trois applications à 24 heures d'intervalle (point de côté etc).

Ichthyol. — C'est un antiseptique et un sulfureux, employé surtout dans le traitement des affections cutanées, acné, eczéma, furonculose.

Il a donné de bons résultats dans les brûlures et engelures et aussi dans l'érysipèle.

Pommade. . ⎰ Icthyol . . . .   5 à 20 gr.
           ⎱ Vaséline ou lanoline . .   50 »

M. U. E.

Solution   ⎰ Icthyol . . . .   5 gr.
pour lotions⎰ Ether . . . . ⎱ ãã 50 »
            ⎱ Alcool . . . . ⎰

M. U. E.

Collodion . ⎰ Ichtyol . . . .   5 »
            ⎱ Collodion . . . . 20 »

M. U. E.

Iode (Teinture d'). — Est employée principalement à l'extérieur pour produire une action rubéfiante.

Dans les angines et stomatites avec ulcérations, on peut faire des attouchements avec la mixture suivante.

Teinture d'iode. . . . .   5 gr.
Iodure de potassium. . . . .   1 »
Glycérine. . . . .   50 »

M.

L'iode est donné comme antidote des empoisonnements par les alcaloïdes (morphine, atropine).

Iodoforme. — D'odeur pénétrante, il produit parfois des troubles nerveux, quand des doses supérieures à 10 gr. sont employées dans des conditions qui favorisent la dissolution et l'absorption du médicament.

A l'extérieur l'iodoforme est employé comme antiseptique dans le traitement des plaies et ulcérations : en poudre, en pommade et en solution dans l'éther ou le collodion.

On peut en masquer l'odeur par du café torréfié, du menthol ou des essences.

Pommade { Iodoforme. . . . .   4 gr.
           Vaseline. . . . .   40 »

M. U. E.

Poudre . { Iodoforme. . . . .   10 »
            Menthol. . . . .   0 gr. 50

M. U. E.

{ Iodoforme . . . .   1 »
{ Collodion élastique. . . . .   15 »

M. U. E.

Iodoforme . . . .   5 gr.
Ether sulfurique. . . . .   100 »

M. U. E. Pour injecter dans les plaies fistuleuses.

Iodol. — Poudre antiseptique, employée comme l'iodoforme.

Iodure de potassium, — Médicament de la syphilis tertiaire, utile dans les bronchites chroniques et dans les affections du cœur. Dose de 0 gr. 50 centigr. à 5 grammes.

Ipéca. — L'ipéca est employé comme vomitif à la dose de 1 gr. 50.

Comme expectorant il est administré dans les affections bronchiques avec expectoration visqueuse.

Il est prescrit aussi dans les hémoptysies et dans la dysenterie.

Potion   { Ipéca pulvérisé . . . .   0 gr. 50
expectorante } Julep gommeux . . . . 250 »

M. Une cuillerée à bouche toutes les deux heures.

Potion contre { Poudre d'ipéca. . . . 2 gr. 50
les hémoptysies } Julep gommeux . . . 250 »

M. Une cuillerée à bouche tous les quarts d'heure.

Potion   { Ipéca concassé . . . 2 gr.
contre la dysenterie } Eau . . . . 150 »

Faire bouillir un quart d'heure passer et ajouter

Sirop d'opium. . . . . 30 »

A prendre une cuillerée à soupe toutes les heures.

Jalap. — (Teinture de Jalap composée) ou Eau-de-vie allemande.

C'est un purgatif employé dans les constipations opiniâtres et les hydropisies.

Eau de vie allemande . . . . {
Sirop de nerprun . . . . } ââ 20 gr.

A prendre en une fois à jeun.

Jusquiame. — Propriétés analogues à celles de la belladone : à l'extérieur :

Liniment { Huile de jusquiame . . {
pour frictions } Huile camphrée . . . } ââ 50 gr.

17*

Kermés minéral. — Employé comme un expectorant dans les affections bronchiques et pulmonaires.

```
Kermès minéral . . . . . . . . .      0 gr. 10
Potion gommeuse  . . . . . . . . .   120  »
```

M. A prendre par cuillerées à bouche dans les 24 heures.

Kola. — Tonique, stimulant, aliment d'épargne.

```
Poudre  { Poudre de kola . . . . . {  ââ    0 gr. 50
        { Poudre de coca . . . . . {
```

M. Pour un cachet.
Deux à quatre cachets par jour : tonique.

```
Mixture { Teinture de kola  . . . . . {  ââ   25 gr.
        { Teinture d'orange amère  . . {
```

M. Une cuillerée à café dans de l'eau sucrée avant chaque repas.

Lanoline. — Retirée du suint du mouton, elle est employée comme la vaseline.

Liqueur Labarraque. — Chlorure de chaux et carbonate de soude : désinfectant.

Magnésie. — Calcinée, décarbonatée. Poudre alcaline : suivant la dose absorbée, antiacide, laxative ou purgative.

Elle est indiquée dans les dyspepsies, avec fermentations, car elle a une grande affinité pour l'acide carbonique.

```
Magnésie calcinée  . . . . . . . . )
Charbon pulvérisé . . . . . . . . . }  ââ   0 gr. 30
Salol . . . . . . . . . . . . . . . )
```

M. Un à deux cachets après les deux repas.

```
Poudre   { Magnésie calcinée . . . . {  ââ   0 gr. 30
laxative { Poudre de rhubarbe . . . . {
```

M. Pour un cachet.
Un ou deux cachets avant chaque repas.

Purgatif { Magnésie calcinée . . . .   20 gr.
salin   { Julep gommeux. . . . .   250 »
I. A prendre à jeun.

Magnésie (*citrate de*). — de 30 à 40 grammes.

Citrate de magnésie. . . . .   30 gr.
Sirop de limon . . . .   50 »
Eau bouillie . . . .   150 »

M. A prendre à jeun (purgatif salin).

Magnésie (*sulfate de*). — Il est la base de nombreuses eaux purgatives (30 à 50 grammes).

Sulfate de magnésie. . . . .   30 gr.
Sirop de limon . . . .   50 »
Eau bouillie . . . .   150 »

M. A prendre à jeun (purgatif salin).

Méllite simple. — (Miel... 4 parties. Eau... 1 partie) employé dans les potions, les gargarismes et les collu-toires.

Menthol. — Le menthol est un antiseptique et un analgésique local.

A l'extérieur { Menthol . . . .   3 gr.
               { Vaseline . . . .   30 »
M. U. E.

ou bien . . { Menthol . . . .   4 gr.
            { Chlorhydrate de cocaïne .   0 gr. 50
            { Vaseline . . . . . { àà 20 »
            { Lanoline . . . . . {
M. U. E.

Pour onction contre les démangeaisons et les douleurs né-vralgiques.

Poudre   { Menthol . . . .   0 gr. 20
à priser { Acide borique pulvérisé . . .   3 »
           { Talc. . . . .   7 »

Une prise toute les deux heures. (Coryza).

Eau de menthe. — Véhicule des potions stimulantes, antispasmodiques, 30 à 100 grammes.

Mercure (protochlorure de). — ou Calomel à la vapeur.

Fréquemment usité comme purgatif ; il détermine des selles collorées en vert par la bile (cholagogue). C'est un désinfectant de l'intestin.

Calomel. . . . . .0 gr. 50 à   1 gr.
En un cachet.

ou bien { Calomel . . . . } ãâ   0 gr. 50
{ Scammonée. . . . . }

M. A prendre à jeun.

Le calomel ne doit jamais être administré avec de l'eau de laurier cerise, ni avec l'émulsion d'amandes, qui produisent, en réagissant sur lui, du cyanure de mercure éminemment toxique, ni avec les aliments salés, ni avec les liquides alcalins (carbonates, bicarbonates) qui la convertissent partiellement en bichlorure.

Mercure. (Bichlorure de). — ou sublimé corrosif ; on l'emploie à l'ixtérieur pour l'antisepsie au 1/1000, c'est la liqueur de Van Swieten.

Sublimé corrosif. . . . .   1 gr.
Alcool à 90° . . . .   100 »
Eau bouillie . . . .   900 »

M. U. E.

Bain de sublimé { Sublimé corrosif. . .   10 gr.
{ Eau . . . .   200 litres

Naphtol. — α (Alpha) et β (Béta), antiseptiques, désinfectants, préconisés dans l'antisepsie intestinale.

A l'extérieur employés contre certaines affections cutanées.

$$A\ l'int\acute{e}rieur \begin{cases} \text{Naphtol B . . . . .} \\ \text{Salycilate de bismuth .} \end{cases} \bar{a}\bar{a} \quad 0\ \text{gr. } 20$$

M. Pour un cachet. Deux à huit cachets par jour.

$$A\ l'ext\acute{e}rieur \begin{cases} \text{Naphtol } \alpha. \text{ . . . . . . } 0\ \text{gr. } 25 \\ \text{Acide borique . . . . . } 30\ \text{»} \\ \text{Eau bouillie. . . . . . } 1\ \text{litre} \end{cases}$$

M. U. E.

Opium. — L'opium et son alcaloïde, la morphine, sont utilisés dans l'insomnie causée par la douleur, dans les névralgies les plus diverses, les coliques hépatiques, néphrétiques etc.

Les hémoptysies, la toux, sont calmées par les opiacés.

Dans les maladies mentales, le délirium trémens, les affections spasmodiques ou convulsives, les opiacés et la morphine rendent de grands services.

Préparations opiacées :

```
Poudre d'opium. . . . . . . . . . . .   0 gr. 02
Sous-nitrate de bismuth. . . . . . . .   1 gr.
```

M. Pour un cachet : 2 à 4 cachets par jour.

$$\begin{cases} \text{Sous-nitrate ou salicylate de bismuth .} & 4\ \text{gr.} \\ \text{Laudanum de Sydenham . . . . . .} & 20\ \text{gouttes} \end{cases}$$

$$ou\ bien \begin{cases} \text{Teinture d'extrait d'opium. .} & 10\ \text{gouttes} \\ \text{Potion gommeuse . . . . .} & 120\ \text{gr.} \end{cases}$$

M. A prendre par cuillerées toutes les deux heures.

Extrait d'opium ou extrait thébaïque 0 gr. 01 à 0 gr. 05 pour une pilule.

$$\begin{matrix} Elixir \\ \grave{a}\ base\ d'opium \\ et\ de\ camphre \end{matrix} \begin{cases} \text{Elixir parégorique. .} & 5\ \text{à} \ 10\ \text{gr.} \\ \\ \text{Potion gommeuse . .} & 120\ \text{»} \end{cases}$$

M. Une cuillerée à bouche toutes les deux heures.

ou bien   Sirop d'opium . . 30 gr. dans une potion
  »   Sirop thébaïque . . 30 »   —
  »   Sirop de morphine. 30 »   —
  »   Sirop de codéine . 30 »   —

Solution de morphine pour injection hypodermique ⎰ Chlorhydrate de morphine. . . . . . 0 gr. 05
Eau bouillie . . . . 5 c. cubes

M. Le contenu d'une seringue = 1 centigr. de morphine.

Pavot (Capsules de). — émollient, légèrement narcotique 15 à 30 grammes pour un litre d'eau.

Phénique (Acide). — très employé comme antiseptique ; son pouvoir est augmenté par l'acide tartrique. Les solutions chaudes sont plus antiseptiques.

La glycérine est un bon dissolvant de l'acide phénique.

Solution faible ⎰ Acide phénique. . . . . 25 gr.
Glycérine . . . . 25 »
Eau distillée bouillie. . . 950 »

M. U. E.

Solution forte. ⎰ Acide phénique. . . . . 50 gr.
Glycérine . . . . 50 »
Eau distillée bouillie. . . 900 »

M. U. E.

Acide phénique. . . . . 1 à 5 gr.
Huile d'olive. . . . . 100 gr.

M. U. E.

Plomb. — (Sous-acétate de plomb liquide ou extrait de saturne) astringent résolutif (sous forme d'eau blanche,) dans le pansement des contusions et inflammations superficielles de la peau.

Eau blanche ⎰ Sous-acétate de plomb liquide . . 20 gr.
Eau distillée bouillie . . . . . 980 »

Potasse (Bicarbonate de). — Il a les mêmes propriétés

que le bicarbonate de soude : il ne faut pas dépasser les
doses modérées.

Il entre dans la composition de la potion de Rivière
que l'on prescrit contre les vomissements.

$$
\text{Potion de Rivière}
\begin{cases}
\begin{array}{l}
\text{N}^o\ 1 \\
Potion \\
alcaline \\
\text{M.}
\end{array}
\left\{
\begin{array}{l}
\text{Bicarbonate de potasse. . .} \quad 4\ \text{gr.} \\
\text{Sirop de sucre. . . . . .} \quad 30\ \text{»} \\
\text{Eau bouillie. . . . . . .} \quad 100\ \text{»}
\end{array}
\right. \\[2em]
\begin{array}{l}
\text{N}^o\ 2 \\
Potion \\
acide \\
\text{M.}
\end{array}
\left\{
\begin{array}{l}
\text{Acide tartrique. . . . . .} \quad 4\ \text{gr.} \\
\text{Sirop de limon. . . . . .} \quad 30\ \text{»} \\
\text{Eau bouillie. . . . . . .} \quad 100\ \text{»}
\end{array}
\right.
\end{cases}
$$

Donner une à deux cuillerées de la potion n° 1 et immédiatement après une à deux cuillerées de la potion n° 2.

Potasse (Chlorate de). — Employé surtout comme
modificateur dans les angines chroniques.

$$
Gargarisme
\begin{cases}
\text{Chlorate de potasse . . . .} \quad 5\ \text{gr.} \\
\text{Eau bouillie. . . . . . .} \quad 250\ \text{»}
\end{cases}
$$
M.

Potasse (permanganate de). — Désinfectant, antiseptique. Employé surtout pour la désinfection des mains
en solution (1 à 10/1000).

La coloration de la peau et des linges est enlevée par
l'hyposulfite ou le bisulfite de soude (10/1000) ou l'eau
acidulée par l'acide chlorhydrique. (1/100).

Quinquina. — Le quinquina est administré à l'intérieur comme tonique dans le cas d'adynamie, de débilité.

$$
\begin{cases}
\text{Teinture de quinquina . . . .} \\
\text{Teinture de gentiame . . . .} \\
\text{Teinture de rhubarbe . . . .}
\end{cases}
\begin{array}{l}
\bigg\}\ \text{àà} \quad 20\ \text{gr.} \\[0.5em]
\qquad\quad 10\ \text{»}
\end{array}
$$

M. Une cuillerée à café dans un peu d'eau une demi-heure
avant le repas.

liquide ; ne donner du bouillon aux herbes, ou du thé léger que deux heures au moins après son administration.

Doses 10 à 50 grammes à prendre dans du café, du thé, du bouillon dégraissé, ou en capsules.

Salicylique (acide). — Antiseptique antipyretique et analgésique.

Il est employé surtout à l'intérieur pour lavages antiseptiques (plaies, angines, stomatites).

```
Acide borique. . . . . . . . . . . .    20 gr.
Acide salicylique . . . . . . . . . .    1  »
Eau bouillie . . . . . . . . . . . .    1 litre
M. U. E.
```

Collodion
```
Acide salicylique. . . . . . . .    2 gr.
Collodion riciné . . . . . . . .    20 »
```

Faire dissoudre, appliquer avec un pinceau sur les cors et les verrues.

Poudre .
```
Acide salicylique . . . . . . .    3 gr.
Poudre d'amidon. . . . . . . .    20 »
Poudre de talc . . . . . . . .    80 »
```

M. Contre les sueurs des mains et des pieds.

Salicylate de soude. — Le salicylate de soude est le remède du rhumatisme articulaire aigu. Il fait disparaître la fièvre, le gonflement et la douleur, mais son usage doit être prolongé quelque temps après la cessation des douleurs si l'on veut éviter une récidive.

Solution
```
Salicylate de soude . . . . . . .    20 gr.
Eau bouillie . . . . . . . . . .    300 »
```

M. Une cuillerée à soupe contient un gramme de salicylate de soude. Deux à six cuillerées par jour.

Salol. — Antiseptique usité à l'extérieur dans le pansement des plaies ; à l'intérieur pour faire l'antisepsie du tube digestif et des voies urinaires.

Salol . . . .   0 gr. 50 ou 1 gr.
En un cachet. Un à quatre cachets.

Santonine. — La santonine est un vermifuge ; pour éviter autant que possible l'absorption de la santonine il ne faut pas la donner trop à jeun ; l'administrer le soir sous forme de cachet par exemple, et donner le lendemain de l'huile de ricin.

Santonine . . . .   0 gr. 02
Calomel. . . . .   0 gr. 05

M. En un cachet.
A prendre deux cachets.

Scammonée. — Purgatif employé contre la constipation et les hydropisies.

Scammonée . . . . }
Calomel. . . . . } àà   0 gr. 50

M. En un cachet à prendre à jeun.

Séné (feuilles, follicules). — Employé plus souvent en lavement purgatif, associé au purgatif salin ; 5 à 10 grammes en infusion ; avant de l'employer le laver à l'alcool ; on diminue ainsi l'intensité des coliques qu'il provoque.

Sérum artificiel. — Les injections hypodermiques de sérum artificiel rendent des services dans l'anémie causée par les hémorragies, la syncope, la diarrhée aiguë, le choléra et toutes les maladies infectieuses.

Chlorure de sodium . . . .   5 gr.
Sulfate de soude pur . . . .   10 »
Eau bouillie . . . .   1 litre

M. Injection de 100 à 500 grammes avec la seringue de Roux.

Soude (Borate de). — Antiseptique employé dans les collutoires et les gargarismes.

Collutoire . { Borate de soude . . . . . . 4 gr.
{ Glycérine . . . . 40 »
M.

Gargarisme { Borate de soude . . . . . . 10 gr.
{ Sirop de miel . . . . 50 »
{ Eau bouillie . . . . 200 »
M.

Soude (Bicarbonate de). — C'est un alcalin employé dans les affections de l'estomac, telles que dyspepsies gastrites chroniques ; on doit l'administrer à petites doses de 1 a 2 grammes, une heure avant les repas, pour exciter la sécretion gastrique.

Bicarbonate de soude. . . . . 0 gr. 50
En un cachet.

ou bien { Bicarbonate de soude . . . } àà 0 gr. 50
{ Benzoate de soude . . . . }
M. En un cachet.

Soude (Sulfate de). — Purgatif salin. Dose de 20 à 40 grammes.

Lavement { Sulfate de soude . . . . . . 15 gr.
purgatif { Feuilles de séné . . . . . . 10 »
{ Eau bouillie. . . . . 450 »

M. Faire infuser auparavant le séné pendant une demi-heure.

Soude (Carbonate de). — Alcalin ; enlève l'enduit sébacé et les sécretions diverses de la peau.

Bain alcalin : Carbonate de soude . . . . . 250 gr.
Pour un bain.

Soufre. — Localement, le soufre a une action excitante antiparasitaire : gale, phtiriase, acné etc... Il est employé en pommades, en lotions.

Pommade ⎰ Soufre . . . . ⎱ ââ   5 gr.
          ⎱ Camphre . . . . ⎰
            Vaseline . . . .   20 »

M. U. E.

Pommade ⎰ Soufre sublimé . . . .   10 gr.
          ⎰ Carbonate de potasse. . . . .   5 »
            Axonge. . . . .   60 »

M. U. E. (contre la gale.

Lotion. . ⎰ Soufre précipité. . . . . ⎱ ââ   20 gr.
            ⎰ Glycérine . . . . ⎰
              Alcool camphré. . . . . . .   50 »
              Eau . . . .   130 »

M. U. E. (contre l'acné).

Bains sulfureux ⎰ Polysulfure de potassium solide.   100 gr.

Pour un bain.

ou bien : Polysulfure de sodium liquide . .   250 »

Sulfonal. — Hypnotique, efficace surtout dans les insomnies nerveuses.

Il faut l'administer en poudre très fine, et aussitôt après, faire prendre une infusion chaude de tilleul, pour faciliter la dissolution et l'absorption de ce médicament.

Sulfonal. . . . . , ...   0 gr. 75 à 1 gr. 50
En un ou deux cachets.

Tanin. — A l'intérieur, astringent (diarrhée chronique) et hémostatique (hémorragies gastro-intestinales et hémoptysies), antidote efficace dans les empoisonnements par la morphine, l'atropine, l'émétique etc.

Tartrique (Acide). — A l'intérieur, limonade acidulée, rafraichissante 1/100.

A l'extérieur employé dans la solution de bichlorure de mercure, (1 à 5 gr) d'acide tartrique, par un gramme de bichlorure de mercure, pour augmenter son pouvoir antiseptique.

Terpine. — A petites doses augmente et fluidifie les secrétions bronchiques ; elle a une action très prononcée sur les fonctions des reins.

Terpine. . . . . } ââ   0 gr. 10
Baume de tolu . . . . }

M. Pour une pilule ; quatre à huit pilules par jour pour faciliter l'expectoration.

Thymol. — Antiseptique plus puissant que l'acide phénique.

En solution de 2 à 5 0/00. En pommade de 1 à 2 0/0.

Peut-être mélangé avec l'acide borique et l'acide phénique.

Valériane. — Antispasmodique, prescrit contre le nervosisme.

Bromure de sodium. . . . . } ââ   4 gr.
Teinture éthérée de valériane . . . . }
Sirop de menthe . . . . 30 »
Eau de tilleul . . . . 100 »

M. Quatre cuillerées à bouche par soir.

Vaseline. — Mélange d'huiles lourdes et de paraffine, provenant du résidu de la distillation du pétrole. Elle sert d'excipient pour les pommades.

Vin aromatique.

Teinture aromatique. . . . . , 10 gr.
Vin . . . . 90 »

M. U. E. Pour lotions excitantes.

Zinc (chlorure de). — C'est un caustique énergique. En solution étendue il est antiseptique.

Caustique . . { Chlorure de zinc . . . . 1 gr.
{ Eau bouillie. . . . . . 10 »

M. U. E. Pour cautériser certaines plaies ulcéreuses.

Antiseptique { Chlorure de zinc . . . . 0 gr. 05
{ Eau bouillie. . . . . . 100 gr.
M. U. E.

Zinc (*oxyde de*). — Employé à l'extérieur comme astringent (conjonctivites).

Collyre . . { Oxyde de zinc . . . . 0 gr. 20
{ Eau bouillie. . . . 20 gr.
M. U. E.

FIN

TABLE DES MATIÈRES

—

CHAPITRE V

CHAPITRE VI

CHAPITRE VII

CHAPITRE VIII

CHAPITRE IX

CHAPITRE X

CHAPITRE XI

CHAPITRE XII

CHAPITRE XIII

IIᵉ PARTIE

Instruction technique

CHAPITRE XV

CHAPITRE XVI

CHAPITRE XVII

CHAPITRE XVIII

CHAPITRE XIX

CHAPITRE XX

CHAPITRE XXI

CHAPITRE XXII

CHAPITRE XXIII

CHAPITRE XXIV

CHAPITRE XXV

CHAPITRE XXVI

CHAPITRE XXVII

CHAPITRE XXVIII

CHAPITRE XXIX

CHAPITRE XXX

CHAPITRE XXXI

CHAPITRE XXXII

FIN DE LA TABLE

SAINT-AMAND (CHER). — IMPRIMERIE BUSSIÈRE.